Annette Kerckhoff, Inga Knaub

Wickel, Auflagen, Kompressen

Naturheilkunde für Zuhause

Wickel, Auflagen, Kompressen

Annette Kerckhoff, Inga Knaub

3., bearbeitete Auflage

KVC | VERLAG

KVC Verlag
Natur und Medizin e. V.
Am Deimelsberg 36, 45276 Essen
Tel.: (0201) 56305 70, Fax: (0201) 56305 60
www.kvc-verlag.de

Kerckhoff, Annette; Knaub, Inga
Wickel, Auflagen, Kompressen

Wichtiger Hinweis: Für Angaben über Dosierungsanweisungen und Applikationsformen kann vom Verlag keine Gewähr übernommen werden. Jede Dosierung oder Applikation erfolgt auf eigene Gefahr des Benutzers.

ISBN 978-3-96562-064-3

Fotos: © Sabine Bungert (Cover), © Stefan Bayer (S. 14, 66, 77 unten, 80), Katrin Wefelmeier (S. 20, 25, 32, 54, 55, 67, 77 oben), © Nordreisender - fotolia.com (S. 28), © Christian Jung - fotolia.com (S. 50), © coco - fotolia.com (S. 62), © Marta Jonina - fotolia.com (S. 92), © alexmak - fotolia.com (S. 104), © Stihl024 - fotolia.com (S. 110)

Gestaltung: eye-d Designbüro, Essen
Druck: Union Betriebs-GmbH, Rheinbach

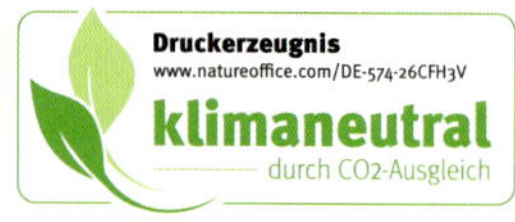

Inhalt

Einleitung

Wickel und Auflagen gehören zu den wichtigsten Anwendungen aus der naturheilkundlichen Praxis. Vor allem in der Selbsthilfe und der Heilkunde „weiser Frauen[1]" spielen sie seit jeher eine große Rolle: Sie sind leicht zu erlernen und einfach durchzuführen; man benötigt nur einige verschieden dicke Tücher und kaltes, lauwarmes oder heißes Wasser. Auch die häufig verwendeten Zusätze – Kamillentee, Kohl, Quark, Zitronen – sind in der Regel in jeder Küche vorhanden oder leicht erhältlich. Damit sind Wickel und Auflagen auch eine besonders preisgünstige Form der Selbsthilfe.

Wickel und Auflagen – man bezeichnet letztere auch als Kompressen – bestechen nicht nur durch ihre Einfachheit, sondern auch durch ihre Wirkung auf Körper und Seele. Sie regen die Durchblutung der mit dem Wickel behandelten Region, die Funktionsfähigkeit der mit diesem Bereich zusammenhängenden Organe sowie ganz allgemein die Entgiftung über die Haut an. Gleichzeitig sind Wickel sehr gut mit anderen therapeutischen Maßnahmen zu kombinieren.

Neben diesen eindeutigen therapeutischen Effekten haben Wickel und Auflagen noch einen Vorteil: Sie tun uns gut und sind stets ein Akt der Fürsorge. Ob wir uns selbst einen Wickel anlegen, vielleicht sogar nur eine Wärmflasche füllen, ob wir jemand anderem einen Wickel machen oder selbst von anderen

[1] Die so genannten weisen Frauen waren Heilerinnen oder Kräuterweiber, die im Mittelalter nicht selten der Hexerei bezichtigt wurden. Bevor der Berufsstand der Ärzte aufkam, waren sie unerlässlich zur Versorgung von Kranken. Ihr Wissen wurde in die heutige Zeit tradiert, vieles ging leider verloren.

versorgt werden – stets ist Anteilnahme, Fürsorglichkeit und Zuwendung ein Teil der Therapie. Wir alle wissen, wie wichtig eine solche Zuwendung ist.

Darüber hinaus verschaffen uns Wickel und Auflagen – auch und vor allem im Rahmen der Gesundheitspflege und der Vorsorge – eine Ruhepause im oft hektischen Alltag, eine Auszeit, die für die Regeneration genutzt werden kann. Unter diesem Gesichtspunkt sind Wickel und Auflagen eine wichtige Maßnahme der Gesunderhaltung, zu der wir vorbeugend greifen sollten.

Wickel und Auflagen werden heute nicht nur in der häuslichen Pflege, sondern auch in anthroposophischen und naturheilkundlichen Kliniken regelmäßig eingesetzt. Im naturheilkundlichen Bereich nehmen die Klinik für Naturheilkunde und Integrative Medizin am Evangelischen Krankenhaus Essen Steele ebenso wie die Abteilung für Naturheilkunde im Immanuel Krankenhaus in Berlin Vorreiterrollen ein. Viele Anwendungen aus diesem Ratgeber stammen aus dem Erfahrungsschatz dieser Institutionen. Ein weiterer Teil der Anwendungen wurde uns von beratenden Ärzten von Natur und Medizin zur Verfügung gestellt.

Wir möchten uns an dieser Stelle besonders bei den Ärztinnen und Ärzten Dr. Petra Voiß, Dr. Michael Teut, Dr. Birgit Lochbrunner und Dr. Michael Elies sowie bei der Heilpraktikerin Katja Schubert und dem leitenden Pfleger Otto Langels für die Beratung bei diesem Ratgeber bedanken.

Meist greifen die Ärzte und Pfleger auf veröffentlichte Quellen zurück, so dass wir an dieser Stelle auch auf die verwendete Literatur hinweisen möchten, die uns für diesen Ratgeber Anregungen gab. In besonderem Maße sei die Pionierarbeit und Literatur von Annegret Sonn hervorgehoben, die bereits 1999 an der von ihr gegründeten LINUM-Schule eine Wickelfachausbildung anbot, die von Inga Knaub absolviert wurde. Ihr Buch *Wickel und Auflagen* war uns eine große Inspiration. Ein besonders schönes Buch, *Wohltuende Wickel*, stammt von Maya Thüler.

Zum Aufbau des Buches

Im vorliegenden Ratgeber werden wir in einem Grundlagenkapitel zunächst die Begriffe erklären und ausführlich über die Wirkung von Wickeln und Auflagen schreiben. Bitte beachten Sie auch unser Kapitel zu den Grenzen und Gefahren der häuslichen Anwendung! Anschließend erfahren Sie einiges über die benötigten Materialien – Tücher, Wärmflasche, Zusätze, Besonderheiten.

Erst wenn Sie sich in unserem Grundlagenkapitel ausführlich informiert haben, sollten Sie zum Praxisteil übergehen. Hier stellen wir zunächst Anwendungen für jeden Tag vor und gehen dann über zu den Anwendungen bei bestimmten Beschwerden wie Fieber, Husten, Muskelschmerzen, Erste Hilfe etc. Die Anordnung der erkrankten Körperteile erfolgt in etwa von Kopf bis Fuß.

Wir haben beobachtet, dass in vielen „Wickelbüchern" bei den einzelnen Wickeln und Auflagen eine Vielzahl von Anwendungsbereichen genannt wird. Mit dem vorliegenden Ratgeber möchten wir Ihnen eindeutige Zuordnungen von Wickeln und Beschwerdebildern geben, die dabei helfen, die Frage „Wann welcher Wickel?" einfacher zu beantworten. Es handelt sich um einfache und sichere Anwendungen, die sich nach Rücksprache mit unseren Ärzten und den Pflegern bewährt haben.

Bitte lesen Sie auf jeden Fall das Grundlagenkapitel, denn die Frage, wie ein Wickel funktioniert, wie er wirkt, ist wichtig, damit er wirklich zu einer Besserung der Beschwerden führt und den Organismus nicht zusätzlich belastet.

Zur Anwendung der Wickel und Auflagen

Die vielen Gespräche mit Experten wie auch die Literaturrecherche haben gezeigt: Einen einzigen richtigen Weg, einen Wickel anzulegen, gibt es nicht. Wickel und Auflagen sind klassische Anwendungen der Volksmedizin, die dann zwar untersucht, erforscht und optimiert wurden, jedoch in der Praxis immer etwas unterschiedlich angewendet werden. So hat auch fast jeder seine „Lieblingswickel": Der eine schwört auf einen Schuss Zitronensaft im Wasser für Wadenwickel gegen Fieber, der nächste auf einen Schuss Essig, der Dritte mag es lieber „pur". Dies gilt auch für die häusliche Pflege: Jede Mutter weiß, auf welchen Wickel ihr Kind besonders gut reagiert. Uns geht es darum, dass Sie das Prinzip von Wickeln und ihrer Anwendung verstehen, um hier keine Fehler zu machen und den Körper nicht zu überfordern.

Auch die Frage, ob man in der täglichen Praxis einen Wickel „fachmännisch", d. h. wie im Krankenhaus, anlegt oder eher pragmatisch vorgeht und eine etwas einfachere Variante wählt, bleibt dem Einzelnen überlassen. Im Familienalltag muss es manchmal schnell gehen, vielleicht hat man auch nicht immer die optimalen Utensilien zu Hause. Wie Sie in diesem Buch sehen werden, kann man auch manchmal improvisieren. Denn das ist das Schöne an Wickeln: Man kann – wenn gewisse Grundregeln eingehalten werden – nicht viel falsch machen. Machen Sie sich daher bitte keine Gedanken, wenn in diesem Ratgeber der eine oder andere Wickel etwas anders beschrieben wird, als Sie ihn kennen. Probieren Sie die neue Variante aus, oder bleiben Sie bei der alten, wenn Ihnen diese besonders zugesagt hat.

Wir hoffen, dass auch bei Ihnen Wickel und Auflagen Anklang finden und zu einer selbstverständlichen Maßnahme in Ihrem Haushalt und Alltag werden.

I. Grundlagen

Wickel, Auflagen, Kompressen – Was ist was?

Unter einem **Wickel** wird das kreisförmige („zirkuläre“) Anlegen eines oder mehrerer Tücher um einzelne Körperteile (**Teilwickel**, z. B. von Hals, Brust, Bauch, Wade etc.) oder den ganzen Körper (**Ganzkörperwickel**) verstanden. In manchen Fällen wird das innerste Tuch in kühlem oder heißem Wasser getränkt, daneben werden häufig Zusätze verwendet, mit denen das Innentuch getränkt wird (z. B. Heilpflanzentees), die darauf aufgetragen werden (z. B. Quark) oder darin eingeschlagen sind (z. B. gekochte Kartoffeln).

Prießnitz-Wickel

Mit dem Begriff Prießnitz-Wickel sind bestimmte Wickel mit ausschließlich kaltem Wasser gemeint, benannt nach Vincenz Prießnitz (1799–1851). Prießnitz war ein Bauernsohn, der während seiner landwirtschaftlichen Arbeit im Alter von nur sechzehn Jahren einen schweren Arbeitsunfall erlitt und von einem Pferdewagen überrollt wurde. Leber und Lunge waren verletzt, Rippen gebrochen. Prießnitz beschreibt selbst, wie er sich in dieser Situation daran erinnerte, ein Reh gesehen zu haben, das seinen verletzten Hinterlauf täglich in kaltem Quellwasser badete und wieder gesund wurde. So ließ er sich von seiner Schwester täglich kalte Brustwickel anlegen – und genas. Prießnitz arbeitete weiter in der Landwirtschaft und begann daneben, Empfehlungen und Ratschläge zu geben.

Seine Weisung: einfache, gesunde Ernährung, Quellwasser als Getränk, Anwendungen mit kaltem Wasser. Er gründete eine Wasserheilanstalt, entwickelte zahlreiche Anwendungsformen mit kaltem Wasser und wurde außerordentlich erfolgreich.

Kneipp-Wickel

Kneipp-Wickel verwenden ebenfalls Wasser, allerdings kann das Wasser kalt, lauwarm oder heiß sein, auch werden verschiedene Zusätze eingesetzt. Die Kneipp-Wickel haben in der Regel drei Tuchschichten. Wie Prießnitz hat auch Sebastian Kneipp (1821–1897) die heilkräftige Wirkung des Wassers am eigenen Leib erfahren. In jungen Jahren an Tuberkulose erkrankt, konnte ihm der behandelnde Arzt nicht helfen. Kneipp fiel per Zufall das Buch *Unterricht von der Kraft und Wirkung des frischen Wassers in die Leiber der Menschen* von Dr. Johann Siegmund Hahn in die Hände. Er behandelte sich nach dessen Vorgaben: aktive körperliche Erwärmung, kurze Abkühlung und erneute aktive Wiedererwärmung. Im Winter 1849 badete Kneipp wöchentlich zwei- bis dreimal im eiskalten Wasser der Donau und lief dann schnellen Schrittes, die Kleider über den noch feuchten Körper gestreift, wieder zurück nach Hause. Die Selbstbehandlung war erfolgreich: Kneipp wurde gesund, bestand sein Examen mit Auszeichnung und erhielt 1852 in Augsburg die Priesterweihe.

Auch Kneipp gab seine Erfahrungen weiter, half den Menschen seiner Gemeinde, empfahl Wasseranwendungen und ein geregeltes, maßvolles Leben. Er entwickelte ein Gesundheitskonzept, das sich durch eine große Einfachheit auszeichnete. Seine Empfehlungen: früh aufstehen, früh ins Bett, körperliche Bewegung, abhärtende Maßnahmen, einfache, „nicht verkünstelte" Hausmannskost, Wasser als Getränk, Kleidung aus „unverkünsteltem Leinen", Licht, Luft, Sonne, Wasser zur Therapie, Heilmittel aus einheimischen Pflanzen, eine abwechslungsreiche Beschäftigung. Das Konzept hatte großen Erfolg. Wörishofen, wo Kneipp lebte und arbeitete, wurde zu einem Kurort mit Bade-, Kur- und Gasthäusern. Die Wasseranwendungen baute Kneipp zum umfassenden Therapiekonzept der „Hydrotherapie" aus, in der kaltes und warmes Wasser, Bäder, Güsse, Waschungen und die unterschiedlichsten Wickel und Auflagen zum Einsatz kommen.

Auflagen und Kompressen

Im Gegensatz zum Wickel, bei dem ein Körperteil komplett umschlossen wird, bedeckt eine **Auflage** oder **Kompresse** nur einen bestimmten umschriebenen Körperbereich, z.B. Bauch, Rücken, Brust oder Leberbereich. Eine Kompresse wird in der Regel mit einem Außentuch, das den ganzen Körper umschließt, fixiert. Deswegen wird häufig umgangssprachlich von einem „Wickel" gesprochen, auch wenn dies nicht ganz korrekt ist.

Bei der **Packung** wird mindestens die Hälfte des Körpers von mehreren Tuchschichten eingehüllt.

Unter dem Begriff **Kataplasma** schließlich versteht man einen Brei- oder Pastenumschlag aus Pflanzenpulver oder -samen. Eine Senfmehlauflage stellt also genau genommen ein Kataplasma dar. Auch eine Auflage mit Leinsamenbrei ist ein Kataplasma.

Als **Peloid** bezeichnet man Brei- oder Pastenumschläge aus mineralischen Substanzen, d.h. aus Lehm oder Schlamm. Am bekanntesten ist die Verwendung von Heilerde oder Fango.

Die Wirkung – Reiz und Regulation

„Wie jeder Wickel seinen Namen trägt, so hat er auch seine eigene Wirkung. Und wie die Wickel ganz verschieden voneinander sind, so sind auch die Wirkungen verschieden. Doch darin stimmen alle überein, dass sie auflösen, die kranken Stoffe selber aufnehmen, ausleiten und so die Natur verbessern."
(Sebastian Kneipp, 1895)

Anregung der körpereigenen Regulation

Wickel wirken auf mehreren Ebenen, von denen der seelische Aspekt nicht zu unterschätzen ist: Man kommt zur Ruhe, gönnt sich eine Auszeit.

Auf körperlicher Ebene wirken Wickel und Auflagen vor allem durch den Wärme- oder Kältereiz. Die Durchblutung wird gefördert, der Blutfluss gelenkt, die Ausleitung angeregt. Schließlich haben die verwendeten Substanzen eine spezifische Wirkung. Wichtig ist dabei vor allem, dass jeder Wickel einen Reiz für den Organismus darstellt. Entscheidend für den Erfolg des Wickels ist das richtige Verhältnis von der Reizstärke (durch den Wickel oder die Auflage) zum Gesundheitszustand bzw. zur Regulationsfähigkeit des Kranken.

Zu den körpereigenen Regulationssystemen zählen beispielsweise die Atmung, der Kreislauf, die Verdauung, das Hormonsystem, das Nervensystem, das Immunsystem, kurz: die komplexen Vorgänge im menschlichen Organismus, die unwillkürlich ablaufen. Diese Mechanismen sollen durch den Reiz verbessert werden. Denn der Wickel wirkt nicht nur dort, wo er angelegt wird, sondern über die hier verlaufenden Nerven auch reflektorisch auf innere Organe.

Ziel des Reizes ist immer die Verbesserung der körpereigenen Regulation. Legt man einen kühlen Wickel an, z. B. bei Halsschmerzen, so will man damit erreichen, dass zunächst Wärme abgegeben wird, der Hals sich jedoch nach der Abkühlung durch den Kältereiz aus eigener Kraft wieder selbst aktiv erwärmt. Dieses Ziel ist erreicht, wenn sowohl das Wickeltuch als auch der Hals warm sind. Kommt es nicht zu einer Wiedererwärmung, bleibt der Hals also kalt, ist der Organismus überfordert worden, und das Ziel der Eigenregulation ist verfehlt.

Wickel sollten immer so eingesetzt werden, dass sie die Regulationsfähigkeit des Kranken nicht überfordern. Auf der „sicheren Seite“ sind Sie mit mäßig temperierten Wickeln und Wickeln mit milden Zusätzen.

Die richtige Reizstärke

„Versuche aber der Natur gerecht zu werden, indem du achtgibst auf die Konstitution und die Kräfte des Patienten.“
(Hippokrates)

Reize können unterschiedliche Stärken haben, die bei Wickeln und Auflagen z. B. durch die Temperatur des Wickels und die Größe der behandelten Körperfläche reguliert werden können. So handelt es sich um schwache Reize, wenn die Temperatur des Wickels oder der Auflage nur wenig von der Körpertemperatur abweicht und die Fläche des behandelten Areals klein ist. Dies ist beispielsweise der Fall bei einem lauwarm temperierten Halswickel, einer feucht-warmen Leberauflage oder einem lauwarm temperierten Wadenwickel.

Ein starker Reiz dagegen ist ein kalter Halswickel („Prießnitz-Halswickel") oder eine heiße Kartoffelauflage. Ein starker Reiz ist auch ein Brust- oder ein Bauchwickel, da in beiden Fällen ein größerer Bereich des Körpers abgedeckt wird. Und auch Wickel mit hautreizenden Zusätzen (z. B. Senfmehl) stellen starke Reize dar.

Die Regulationsfähigkeit des Kranken ist von großer Bedeutung, wenn wir einen Wickel oder eine Auflage anlegen. Wer gesund, abgehärtet und in guter körperlicher Verfassung ist, „verträgt" stärkere Reize besser als Menschen, die geschwächt oder krank sind.

Je stärker der Reiz, desto höher die Belastung. Starke Reize erfordern daher eine gute Einschätzung der Regulationsfähigkeit des Kranken und sollten ausschließlich in Absprache mit dem behandelnden Arzt durchgeführt werden.

In aller Regel wird der Organismus überfordert, wenn der Reiz die Regulationsfähigkeit des Kranken übersteigt, d. h., wenn er zu stark ist. Das könnte bedeuten, dass das Wasser zu kalt oder der behandelte Körperbereich zu groß ist. Dies ist übrigens eine der größten Gefahren beim Wadenwickel bei Fieber: Sind die Unterschenkel bereits vor der Anwendung kalt, obwohl im Körperstamm eine hohe Temperatur herrscht, ist dies ein Zeichen dafür, dass der Kreislauf überfordert ist. Ein kalter Wadenwickel hätte dann den Effekt, den Kreislauf weiter zu belasten, und die Gefahr eines Kreislaufkollapses wäre gegeben.

Achten Sie bitte stets auf die Reaktionslage des Betroffenen und wählen Sie vor diesem Hintergrund eine Reizstärke, die anregt und stärkt, ohne den Reaktionsspielraum des Organismus zu überfordern. Weniger ist mehr!

Vorsicht gilt bei Kindern, schwerkranken, alten und schwachen Menschen, bei Schwangeren und besonders bei Menschen mit Herz-Kreislauferkrankungen.

Aus- und Ableitung

Die Haut ist das größte Organ des Menschen, nimmt sie doch bei einem durchschnittlich großen Erwachsenen etwa zwei Quadratmeter ein! Die Haut bedeckt und schützt unseren Körper. Sie ist außerdem ein wichtiges Stoffwechselorgan, das auch eine ausscheidende Funktion hat. Wickel und Auflagen helfen dem Körper, Stoffwechsel-Abfallprodukte über die Haut „abzugeben". Man spricht hier naturheilkundlich von **Ausleitung**.

Neben der direkten Ausleitung über die Haut regen Wickel auch den Blutfluss an und leiten „Stauungen" ab. So wird die Hitze des Fiebers beim Wadenwickel vom Kopf hin zu den Beinen gelenkt. In diesem Fall spricht man in der Naturheilkunde von einer **Ableitung**.

Das Konzept der Aus- und Ableitung geht bis in die Antike zurück. Es basiert auf der Vorstellung, dass über die Bewegung der „Körpersäfte" die Gesundheit beeinflusst und Giftstoffe aus dem Körper ausgeschieden werden können. Daher waren Aderlass, Abführmittel, Schwitzkuren etc. in der Traditionellen Europäischen Medizin wichtige Maßnahmen der Heilkunde. In sehr gemäßigter Form haben Wickel und Auflagen ein ähnliches Ziel.

Verschiedene Reizarten und ihre Wirkung

Wärme und Kälte haben unterschiedliche Effekte auf den menschlichen Organismus: Bei Wärme erweitern sich die Blutgefäße, die Haut wird gut durchblutet. Das Herz schlägt schneller, die Muskelspannung sinkt, die Bronchien erweitern sich, Schweiß- und Sekretbildung werden angeregt. Wärme wirkt entspannend, entkrampfend.

Im Gegensatz dazu werden durch Kälte die Gefäße der Haut zunächst zusammengezogen. Die Muskelspannung steigt. Im Körperinneren steigert sich der Stoffwechsel, in den gekühlten Partien wird er reduziert. Auf die Abkühlung reagiert der Körper (bei guter Reaktionslage) mit einer aktiven Wiedererwärmung, wodurch die behandelten Bereiche wieder warm und gut durchblutet werden. Hier wird der Körper selbst gefordert. Kälte wirkt schmerzlindernd.

Kälte- und Wärmeanwendungen bieten eine Vielzahl von therapeutischen Möglichkeiten. Als Gegenanzeigen sind vor allem Empfindungsstörungen der Haut zu nennen, wie sie bei Durchblutungsstörungen und Erkrankungen der peripheren Nerven (Spätfolge von Diabetes!) auftauchen können.

Mild temperierte Wickel und Auflagen

Mild temperierte Wickel und Auflagen stellen die sicherste Variante unter den Wickeln dar und sind deshalb gut für Einsteiger geeignet. Es gibt weder die Gefahr des Verbrennens oder Verbrühens, noch die Gefahr der Unterkühlung. Mild temperierte Wickel haben im Unterschied zu heißen und kalten Anwendungen wenige Gegenanzeigen. Werden mild temperierte Wickel mit Zusätzen kombiniert, so fördert die Wärme die Wirkstoffaufnahme der Zusätze über die Haut.

Ein Beispiel für einen mild temperierten Wickel mit einem risikofreien, milden und angenehmen Zusatz ist die Bienenwachsauflage (siehe Seite 65f.).

Kalte Wickel und Auflagen

Kalte und kühle Wickel wirken schmerzlindernd, abschwellend und kühlend. Sie werden eher im akuten Fall eingesetzt. Kalte Wickel entziehen Wärme und regen den Sympathikusnerv des vegetativen Nervensystems an, der für Aktivität und schnelle Reaktionsfähigkeit zuständig ist. Dies führt zunächst zu einer Stoffwechselanregung, einem mäßigen Blutdruckanstieg, einer Vertiefung und Beschleunigung der Atmung. Nach kurzer Zeit kommt es dann zu einer Gegenreaktion des Körpers. Der Parasympathikus (Gegenspieler des Sympathikus), der für Entspannung und Regeneration zuständig ist, wird angeregt. Wärme wird im Körper produziert, die Muskulatur entspannt sich.

Kalte Anwendungen setzen eine gewisse Stabilität und Reaktionsfähigkeit des Organismus voraus, daneben ein gewisses Bedürfnis nach Abkühlung.

Die Wirkung eines kalten Wickels hängt wesentlich von der Dauer der Anwendung ab: Bei kurzer Liegedauer wirkt er wärmeentziehend, bei längerer

Liegedauer wärmezuführend oder wärmestauend. Wichtig ist allerdings, dass man Kälte und Anwendungsdauer nicht übertreibt.

Wärmeentziehende kalte Wickel

Kalte Wickel werden zum Wärmeentzug eingesetzt bei örtlichen und akuten Entzündungen (z. B. der Beinvenen) oder hohem Fieber. Der Wickel liegt in etwa 10–15 Minuten an, er wird abgenommen, sobald er anfängt, warm zu werden. Der wärmeentziehende kalte Wickel kann mehrfach hintereinander angewendet werden. Ein gutes Beispiel sind Wadenwickel, die ja dem Kälteentzug dienen. Sie werden jeweils nur ca. 10 Minuten liegen gelassen und dann erneuert.

Wärmeproduzierende kalte Wickel

Wärmeproduzierende kalte Wickel – man spricht hier auch von wärmestauenden Wickeln – liegen länger an: Die Verweildauer beträgt ca. 45–75 Minuten, bis eine gute Durchwärmung eingetreten ist. An die Behandlung schließt sich eine Ruhezeit an. Wärmestauende kalte Wickel eignen sich, um dem Körper Wärme zuzuführen und den Stoffwechsel anzuregen. Sie werden bei chronischen Beschwerden eingesetzt.

Schweißtreibende kalte Wickel

Eine weitere Steigerung des wärmestauenden kalten Wickels ist der schweißtreibende kalte Wickel. Seine Verweildauer reicht bis zum Schweißausbruch (das kann durchaus 1 ½ bis 2 Stunden dauern) plus weitere 30 Minuten. Danach schließt sich eine einstündige Ruhezeit an. In noch höherem Maße wird der Körper bei diesem Wickel zur eigenen Wärmeproduktion angeregt. Durch die Schweißabsonderungen werden Stoffwechsel und Immunsystem zur verstärkten Aktivität angeregt. Schweißtreibende Wickel gehören zu den starken Reizen und sind mit dem behandelnden Arzt abzusprechen.

Keine Anwendung von Kälte

- wenn dem Kranken Kälte unangenehm ist,
- wenn ihm ohnehin kalt ist,
- wenn der betroffene Körperteil kalt ist.

Heiße Wickel und Auflagen

Heiße Wickel und Auflagen stellen eine intensive Wärmeanwendung dar. Wärme führt dazu, dass sich die Blutgefäße im behandelten Bereich erweitern. Es kommt zu einer verstärkten Durchblutung und damit zu einer verbesserten Stoffwechselaktivität. So wird der betroffene Bereich besser mit Sauerstoff und Nährstoffen versorgt, und Abfallstoffe werden besser abtransportiert. Zudem hat Wärme auf Muskeln eine entkrampfende und entspannende Wirkung. Deshalb ist sie empfehlenswert bei Verkrampfungen der glatten Muskulatur (z. B. von Magen, Darm, Gebärmutter, Blase), aber auch zur Entspannung, Durchblutungsförderung und Anregung des Stoffwechsels.

Bei Entzündungen wird Wärme eher bei chronischen Prozessen eingesetzt. Daneben ist Wärme angezeigt bei Schmerzen, die mit einem Kältegefühl einhergehen, bei denen Wärme als wohltuend und lindernd empfunden wird.

Keine Anwendung von Wärme bei:

- akuten Entzündungen,
- Verdacht auf innere Blutungen,
- ausgeprägten Krampfadern,
- Durchblutungsstörung aufgrund verengter Gefäße,
- Verschlimmerung durch Wärme,
- nach frischen Verletzungen.

Beispiele für heiße Anwendungen sind alle feucht-warmen Auflagen sowie Kartoffelauflage und Kartoffelwickel. Bei den beiden letztgenannten Maßnahmen wird die Fähigkeit der Kartoffel, Hitze zu speichern, genutzt. Gleichzeitig kann gerade diese Hitze aber auch gefährlich werden, zu Verbrennungen führen oder einen zu starken Reiz darstellen.

Vorsicht bei:

- Menschen mit reduzierter Reaktionsfähigkeit,
- Säuglingen und Kleinkindern,
- hochbetagten Menschen.

Spezifische Wirkung durch zusätzliche Substanzen

Schließlich wirken auch die verwendeten Substanzen auf die Haut. Der Thymian-Brustwickel ist ein gutes Beispiel dafür. Die wirksamen ätherischen Öle der Heilpflanzen dringen über die Haut in den Organismus. Beim Zwiebelsäckchen wirken die in der Zwiebel enthaltenen Schwefelverbindungen entzündungsmindernd und schmerzlindernd, Ingwer und Senfmehl wirken durchblutungsfördernd.

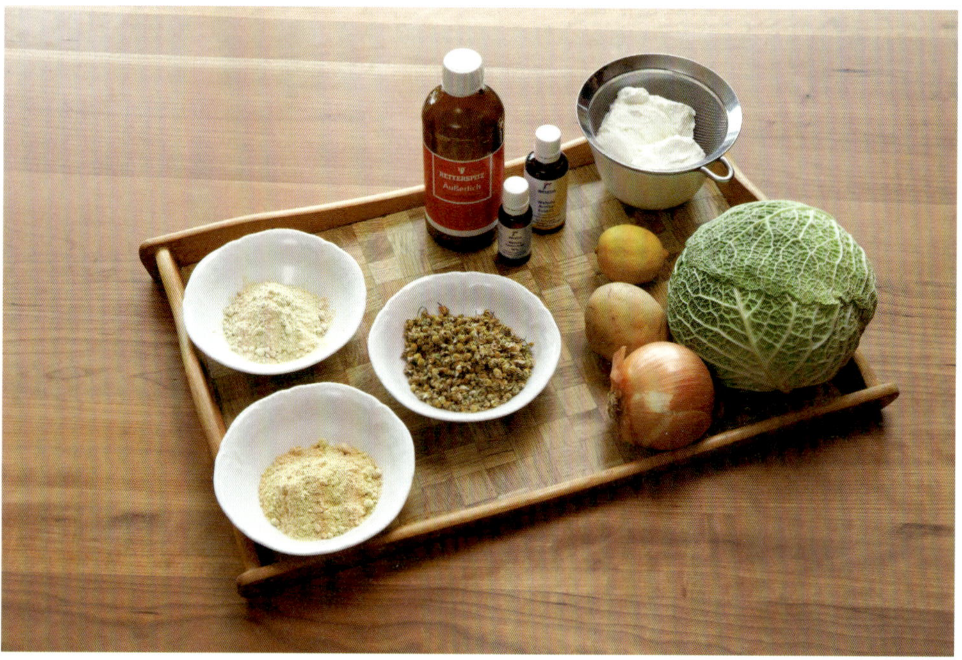

Häufig verwendete Zusätze sind weißes Senfmehl (links hinten), Bockshornkleesamen (vorne), Kamillenblüten, Retterspitz äußerlich, Lavendelöl, Arnikaessenz, Quark, Zitrone, Kartoffel, Zwiebel und Wirsing.

Wickel mit hautreizenden Substanzen

Hautreizende Substanzen enthalten Wirkstoffe, die in starkem Maße die Durchblutung fördern. Im Gegensatz zu thermischer Wärme, bei der die Blutgefäße von außen passiv erweitert werden, führen hautreizende Substanzen dazu, dass die Wärme in der betroffenen Region aktiv vom Körper als Reaktion auf die Substanzen im Wickel gebildet wird. Diese selbst produzierte Wärme ist dadurch stark und langanhaltend. Wichtig ist: Sie hält auch noch an, wenn der Wickel oder die Auflage längst abgenommen ist. Daher muss man bei der Anwendung von hautreizenden Substanzen besonders vorsichtig sein und darf die Anwendungsdauer in keinem Fall zu stark ausdehnen.

Eine wichtige Wirkstoffgruppe hautreizender Substanzen sind die Scharfstoffe. Sie finden sich in unterschiedlichem Ausmaß und unterschiedlicher pharmakologischer Ausprägung z. B. in Ingwer, Meerrettich, Senf, Cayennepfeffer und Zwiebel. Scharfstoffe werden in der Volksmedizin zahlreicher Kulturen eingesetzt. Die chemisch-synthetische Variante sind ABC-Pflaster, die ebenfalls als „Wärmepflaster" verwendet werden.

Achtung

Wickel und Auflagen mit hautreizenden Substanzen erfordern Erfahrung. Der Reiz muss wohl dosiert werden, um die Haut nicht zu schädigen und den Organismus nicht zu überfordern.

Vorsicht bei:

- Unverträglichkeit der entsprechenden Substanzen,
- Venenschäden (Krampfadern) -> keine Senfmehlauflagen,
- Entzündungen/Verletzungen/Wunden der Haut im Auflagebereich,
- Empfindungsstörungen (Taubheitsgefühle, Schmerz).

Beispiele in diesem Ratgeber für Anwendungen mit hautreizenden Substanzen sind Senfmehlauflagen an den Füßen (siehe Seite 47ff.). Großflächige Senfmehlauflagen werden vom erfahrenen klinischen Personal angelegt und sollten in der Selbsthilfe nur von Menschen mit Vorkenntnissen durchgeführt werden.

Deutlich milder als Senfmehl wirkt Ingwer in der Auflage (s. Ingwerauflage auf den Nieren, Seite 96ff.). Noch milder ist der Zapp-Sack, ein Getreidekissen, das neben verschiedenen Getreiden auch Ingwer enthält.

Grenzen und mögliche Gefahren von Wickeln

Es gibt bei Wickeln und Auflagen vor allem drei mögliche Problembereiche: Hitze, Kälte und Allergie bzw. Überempfindlichkeit.

Hitze

Die Anwendung von Hitze kann zu Verbrühungen führen. Dies gilt vor allem für Wickel mit heißem Wasser oder auch beim Kartoffelwickel, der die Wärme anhaltend speichert. Bei allen heißen Wickeln und Auflagen muss in jedem Fall die Temperatur an einem besonders empfindlichen Körperteil, z. B. der Innenseite der eigenen Unterarme oder der Innenseite der Handgelenke, geprüft werden. Beim Kartoffelwickel muss zudem abgewartet werden, wie sich die Wärme im Kontakt mit dem Körper entwickelt. Manchmal wird er erst mit der Zeit zu heiß und muss dann schnell wieder abgenommen werden.

Bitte bedenken Sie, dass Kinder und alte Menschen weniger Hitze vertragen. Auch der Bauch ist hitzeempfindlicher als beispielsweise der Nacken oder die Extremitäten.

Kälte

Die Anwendung von Kälte, von kaltem Wasser oder sogar von Eispackungen, kann bei zu niedriger Temperatur und zu langer Auflage zu Unterkühlung führen. Eis oder „Coolpacks" sollten nie direkt auf die Haut aufgelegt, sondern immer in ein Tuch eingeschlagen werden.

Um eine Unterkühlung durch kalte Anwendungen zu vermeiden, achten Sie bitte darauf, dass der Kranke vorher warm ist, und prüfen Sie, ob der Wickel während der Anwendung warm wird. Bitte halten Sie die Anwendungsdauer ein. Auch hier gilt: Kinder und ältere Menschen sind empfindlicher im Hinblick auf Kälte. Zu bedenken ist auch, dass menthol- und kampferhaltige ätherische Öle wie z. B. Pfefferminz- oder Eukalyptusöl das Kältegefühl verstärken.

Allergie bzw. Überempfindlichkeit

Heilpflanzen und pflanzliche Produkte, z. B. Tees oder ätherische Öle, können allergische Reaktionen auslösen. Daher sollte im Zweifelsfall geprüft werden, ob es zu einer allergischen Reaktion kommt. Dazu wird die zu verwendende Substanz in der Ellenbogenbeuge getestet und einen Tag abgewartet.

Insbesondere für hautreizende Substanzen, z. B. Senfmehlanwendungen, gelten genaue Anwendungshinweise. Die Dauer der Anwendung und die Stärke des Reizes hängen von dem Gesundheitszustand des Kranken ab. Die Hautreaktion im behandelten Bereich muss während der Behandlung immer wieder kontrolliert werden.

Weitere Warnhinweise

Generell empfiehlt es sich, Kranke nicht allein zu lassen, solange der Wickel anliegt.

Wickel und Auflagen können einen Einfluss auf den Kreislauf haben. Eine zweite Person sollte dabeibleiben, um eine eventuelle Kreislaufschwäche zu bemerken. Der Wickel wird dann umgehend abgenommen. Dies gilt in besonderem Maße für Wickel bei Fieber.

Bleiben Sie gerade bei stärker wirksamen Wickeln und schwächeren Personen dabei, um den Wickel bei Unwohlsein, Kreislaufreaktionen etc. schnell abnehmen zu können.

Achten Sie stets darauf, ob der Wickel demjenigen, bei dem er angelegt wird, tatsächlich guttut – und beenden Sie die Anwendung, wenn dies nicht so ist!

Für die einzelnen Wickel und Auflagen gibt es Gegenanzeigen und besondere Hinweise. Beispielsweise spielen der Hautzustand, die Situation von Herz und Kreislauf, das Alter etc. eine Rolle. Lesen Sie daher in den Anleitungen die Gegenanzeigen genau durch.

Nie wird ein Wickel mit Plastikfolie umwickelt. Durch das Plastik entsteht ein Stau. Wickel sollen aber „atmen".

Wickel und Auflagen sind sinnvolle Maßnahmen der Selbsthilfe. Sie ersetzen nicht die ärztliche Diagnose. Lassen Sie die Ursache einer Beschwerde abklären, und suchen Sie bei unklaren Ursachen den Hausarzt auf.

Zur Durchführung von Wickeln

Praktische Tipps

Gute Vorbereitung – das A und O jedes Wickels

- Legen Sie die benötigten Materialien bereit.
- Sinnvoll ist ein Toilettengang des Kranken vor Durchführung.
- Lüften Sie das Zimmer, vermeiden Sie jedoch, dass es zu kalt wird. Die Zimmertemperatur sollte angenehm warm sein.
- Wichtig für Erfolg und Wirkung des Wickels ist eine ruhige, ungestörte Atmosphäre. Stellen Sie das Telefon leise und wählen Sie einen Zeitpunkt, bei dem die Wahrscheinlichkeit besteht, nicht gestört zu werden.

Während und nach der Durchführung

- Achten Sie darauf, dass Sie den betroffenen Bereich gut mit dem Außentuch einhüllen und dieses Tuch gut befestigen.
- Decken Sie den Kranken gut zu, achten Sie vor allem auf warme Füße.

- Brechen Sie die Behandlung ab, wenn es zu Missempfindungen kommt. Entfernen Sie den Wickel und trocknen Sie den betroffenen Bereich gut ab.
- Nach dem Abnehmen des Wickels sollte der betroffene Hautbereich gepflegt werden.
- Wichtig ist für den Behandelten, mindestens eine Viertelstunde nachzuruhen und etwas zu trinken.
- Wickel, deren Innentücher in warmem oder kaltem Wasser oder Tee getränkt werden, lassen sich besser anlegen, wenn man das Innentuch zuvor zusammenrollt und dann auf der Haut wieder abrollt.

Eigenbehandlung oder Anwendung durch Dritte

Wickel und Auflagen sind immer ein Zeichen der Fürsorge – auch der Selbstfürsorge. Sie können im Vorfeld von Erkrankungen, bei leichten Beschwerden oder auch unterstützend bei schwereren Erkrankungen **(Achtung: nur in Absprache mit dem Arzt)** eingesetzt werden.

Das bedeutet auch: Nutzen Sie Wickel und Auflagen für Ihr eigenes Wohlbefinden, beispielsweise die Leberauflage zur Anregung der Leberfunktion oder die Kartoffelauflage für den verspannten Nacken. Bei leichten Erkrankungen kann man die beschriebenen Maßnahmen durchaus selbst durchführen, aber es ist immer angenehmer, von jemand anderem mit einem Wickel verwöhnt und versorgt zu werden.

In diesem Ratgeber finden Sie im Praxisteil vorrangig Anweisungen, die für die Anwendung bei sich selbst wie bei einem anderen geeignet sind. Im einleitenden Theorieteil haben wir von dem „Kranken" gesprochen als der Person, die den Wickel oder die Auflage erhält. Wie gesagt, gewickelt werden darf auch zur allgemeinen Gesundheitsförderung, auch wenn wir dies aus Gründen der Übersichtlichkeit nicht immer explizit erwähnen.

Materialien

Es ist ratsam, die nötigen Materialien für Wickel gerade in einem Haushalt mit Kindern an einem bestimmten Ort, in einer Tasche, einem Korb oder einer Schachtel aufzubewahren, um sie immer griffbereit zu haben. Für Wickel sind folgende Utensilien sinnvoll (vgl. auch www.wickel.biz – Internetseite des internationalen Fachgremiums für Wickel und Kompressen):

- 1 Schüssel
- 2 Wärmflaschen
- 1 Rolle Butterbrotpapier
- Babysicherheitsnadeln
- 1 Rolle Leukoplast
- 1 Schere
- 1 Paar Gummihandschuhe
- Rohwolle oder Baumwollwatte
- Nässeschutz als Unterlage
- Hautpflegeprodukte (Öle, Cremes oder Lotionen)
- Wickeltücher aus natürlichen Fasern

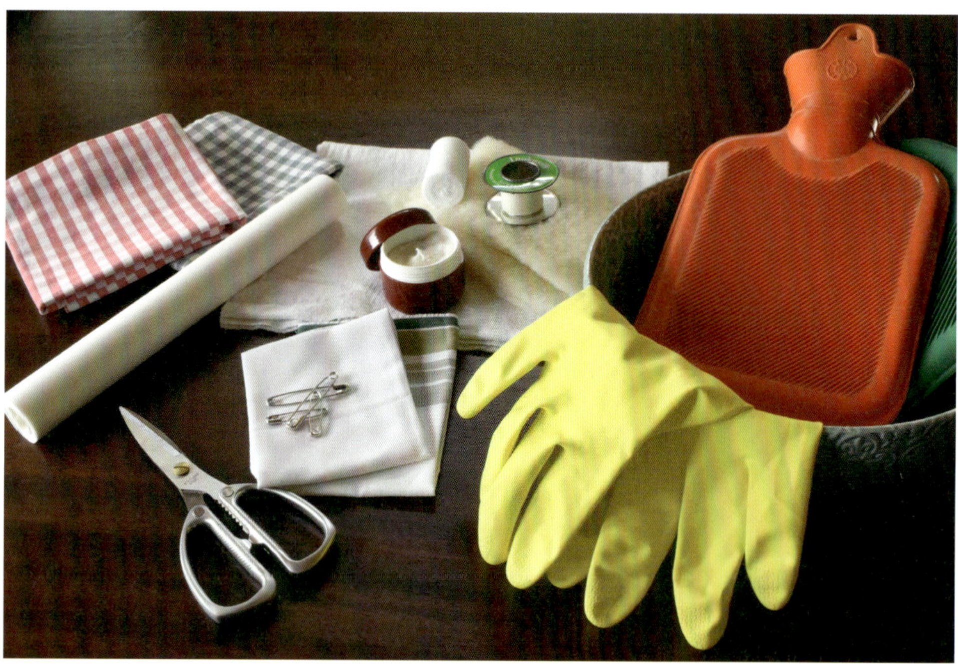

Eine **Schüssel** aus Metall oder Porzellan wird verwendet, wenn man Wickel mit kaltem oder warmem Wasser oder Heilpflanzentee zubereiten will.

Wärmflaschen eignen sich dafür, die Anwendung eines feucht-warmen Wickels zu verstärken, indem man sie zusätzlich auf den Wickel legt. Außerdem kann man zwischen zwei Wärmflaschen mit heißem Wasser z. B. Auflagen, Ölwickel und das Zwiebelsäckchen sanft erwärmen.

Immer noch gibt es sehr viele Verbrennungsunfälle durch fehlerhafte Benutzung von Wärmflaschen. Bitte beachten Sie die Hinweise zur Anschaffung und Verwendung einer Wärmflasche auf Seite 29f.

Fettdichtes Butterbrot-/Pergamentpapier ist immer dann sinnvoll, wenn man einen fettigen, öligen Wickel anlegt und den Wickel bzw. die Auflage zuvor zwischen den beiden Wärmflaschen erwärmen will.

Leukoplast sorgt dafür, dass die verwendeten Zusätze – Zwiebelstückchen, Senfmehlbrei, Kartoffeln – im Innentuch fixiert werden können. Wird das Innentuch anschließend wiederverwendet, kann man auch Leukosilk oder andere Klebebänder verwenden, die sich leichter vom Stoff lösen lassen.

Gummihandschuhe sind sinnvoll für die Anwendung von heißen Wickeln oder hautreizenden Substanzen.

Babysicherheitsnadeln, auch als Windelsicherheitsnadeln bezeichnet, haben eine spezielle Plastikkappe und können sich nicht von alleine öffnen. Auch sind sie etwas größer als normale Sicherheitsnadeln. Einmal angeschafft, leisten sie bei Wickeln gute Dienste.

Rohwolle oder **Baumwollwatte** dient dazu, eine zusätzliche Wärmeisolierung zu schaffen. Rohwolle ist nur einmal gewaschene, unversponnene Schafwolle. Da sie unbehandelt ist, enthält Rohwolle viel Wollfett und ermöglicht dadurch eine sanfte und gleichzeitige intensive Erwärmung. Sie ist immer dann nützlich und wertvoll, wenn Beschwerden durch Wärme gelindert werden. Zudem ist Rohwolle einfach zu handhaben. Sollte es zu einem Juckreiz kommen, kann die Rohwolle in Stoff gewickelt werden. Baumwollwatte und Rohwolle werden auch eingesetzt, um Druck auf die Haut zu vermeiden. So wird z. B. beim Zwiebelsäckchen Baumwollwatte oder Rohwolle zwischen das Zwiebelsäckchen und das fixierende Stirnband gelegt, damit die Zwiebelstücke nicht auf das schmerzhafte Ohr drücken.

Bei feuchten Wickeln ist ein **Nässeschutz**, z.B. eine Molton-Bettunterlage, sinnvoll. Dies gilt insbesondere, wenn Wickel bei bettlägerigen Kranken angelegt werden.

Die Wickeltücher

Material der Tücher

In der Regel besteht ein Wickel aus zwei bis drei Schichten, entsprechend werden Tücher aus unterschiedlichen Materialien verwendet – üblicherweise aus Baumwolle, Leinen und Wolle.

Baumwolle ist praktisch, in Form von alten Mullwindeln oder Geschirrtüchern leicht verfügbar, ein guter Wärmeleiter, der sich für die verschiedensten Wickel, vor allem aber für warme Wickel und Ölkompressen, eignet. Es gibt hochwertige Geschirrtücher aus **Halbleinen** (50 % Baumwolle, 50 % Leinen), die ebenfalls sehr gut für Wickel verwendet werden können.

Leinen kann die Körperwärme gut ableiten, erwärmt sich selbst nur langsam und ist ideal für kalte Wickel. Je dicker das Leinen, desto mehr Körperwärme wird entzogen.

Wolle verhindert Verdunstungskälte. Das Wolltuch bleibt warm, der Schweiß wird gebunden und nach außen abgeleitet. Wolle kann bis zu 30 % des Eigengewichts an Feuchtigkeit aufnehmen, ohne sich feucht anzufühlen.

Das Innentuch

Das Innentuch ist dünn und durchlässig. Bei einem Wickel mit warmem oder kaltem Wasser nimmt es das Wasser auf, gibt es jedoch auch wieder ab. Das Innentuch trocknet durch Verdunstungswärme. Bei Wickeln mit Zusätzen dient das Innentuch dazu, diese Zusätze zu fixieren. Gleichzeitig ist es durchlässig für die Wirkstoffe. Das Innentuch sollte aus pflanzlichen Naturfasern, möglichst aus Leinen oder Halbleinen sein. Geeignet sind Geschirrtücher, alte Bettlaken, die man zurechtgeschnitten hat, Stofftaschentücher (für kleinere Auflagen oder Halswickel), notfalls auch Baumwolltücher.

Das Zwischentuch

Das Zwischentuch hat die Aufgabe, eine Barriere zwischen Innen- und Außentuch zu schaffen. Während das Innentuch oft feucht ist, ist das Zwischentuch trocken. Es speichert die Wärme oder Kälte und sorgt dafür, dass Zusätze wie z.B. Zwiebeln, Quark oder Senfmehl keinen Kontakt zum Außentuch haben oder es sogar verfärben.

Wird nur ein Wickel mit kühlem oder heißem Wasser angelegt, ist das Zwischentuch nicht unbedingt erforderlich.

Das Zwischentuch sollte aus einem Flanell- oder Biberbetttuch zurechtgeschnitten werden. Sind diese nicht vorhanden, kann man auch zu Geschirrtüchern oder Mullwindeln greifen. Das Zwischentuch sollte das Innentuch großzügig abdecken und daher in der Fläche etwa 4 cm größer als das Innentuch sein, um die Ränder des Innentuchs gut abzudecken.

Das Außentuch

Das Außentuch schließlich dient dazu, die behandelte Körperregion zu wärmen und abzudichten. Es besteht aus Wolle, Flanell oder Frottee und wird eingesetzt, um Auflagen und Wickel zu fixieren. Es sollte großzügig berechnet werden und in etwa den 1,5-fachen Umfang des zu umwickelnden Körperteils haben. Das heißt: Bei einem Brustwickel muss das Frotteebadetuch, das als Außentuch verwendet wird, oder der breite Wollschal (z.B. ein Pashmina-Schal) 1 ½-mal um den Körper reichen. Auch bei einem Halswickel sollte als Außentuch ein Wollschal verwendet werden, der 1 ½-mal um den Hals reicht. Wenn die Ränder des Außentuchs nur ganz knapp übereinandergeschlagen werden können, findet keine rechte Fixierung des Wickels statt. Das Außentuch sollte, wenn es aus Wolle oder Flanell ist, in der Höhe das Zwischentuch nicht überragen, damit es – gerade bei Kranken – die Haut nicht berührt. Wolle und Flanell sind schlecht zu reinigen und zu desinfizieren, während Innentuch und Zwischentuch, die aus Baumwolle und Frottee bestehen, ausgewaschen bzw. ausgekocht werden können. Für Gelenkwickel sind als Außentuch normale Wollschals geeignet, für den Schulter- und Nackenbereich Woll-Dreieckstücher. Hat man – gerade für Brust- und Leibwickel – kein großes Wolltuch zur Hand, so kann auch ein großes Frotteehandtuch oder ein doppelt gefaltetes Bettlaken verwendet werden.

Ausrangierte Wollpullover können zu Außentüchern „umfunktioniert" werden, für die Befestigung von Zwiebelauflagen am Ohr bieten sich alte Wollmützen oder ein ausrangiertes Stirnband an, die sich im besten Fall bei den Wickelutensilien befinden.

Auswringtuch

Ein zusätzliches Tuch (Auswringtuch) hilft, einen heißen Wickel auszuwringen, ohne dass man sich dabei die Hände verbrennt. Verwendet wird z.B. ein Geschirrtuch oder Frotteetuch, das immer größer sein muss als das Innentuch. Die Enden des Auswringtuches hängen über den Schüsselrand und bleiben trocken. Das Innentuch wird – wie ein Knallbonbon zu Silvester – längs in das Auswringtuch eingerollt, die Enden werden etwas verdreht. Die Rolle wird in die Schüssel gelegt und mit heißem Tee oder heißem Wasser übergossen (Bild 1).

Wenn nun das Innentuch vollgesogen ist, kann man das Auswringtuch an den Enden fassen und gründlich auswringen, ohne sich die Finger zu verbrennen (Bild 2). Hier sind auch Gummihandschuhe hilfreich.

Praktisch ist es, das heiße Tuch um einen Wasserhahn zu schlingen und auszuwringen. Wichtig ist: Je stärker das Innentuch ausgewrungen ist, desto besser!

Anwendungsbeispiele

In diesem Ratgeber werden verschiedene Wickel, Auflagen und Kompressen vorgestellt. Wichtig ist uns, dass Sie dabei die grundsätzlichen Schritte der Durchführung verstehen – im Detail gibt es Variationsmöglichkeiten. Die im Praxisteil des Ratgebers vorgestellten Wickel können Sie selbst ohne Gefahr anwenden.

Auf den folgenden Seiten stellen wir Ihnen zwei Beispiele für eine feucht-warme und eine kühle Anwendung vor.

Feucht-warme Leberauflage

Bei feucht-warmen Anwendungen wird das Innentuch in heißes Wasser oder in heißen Tee getaucht, dann sehr gut ausgewrungen und aufgelegt (je trockener,

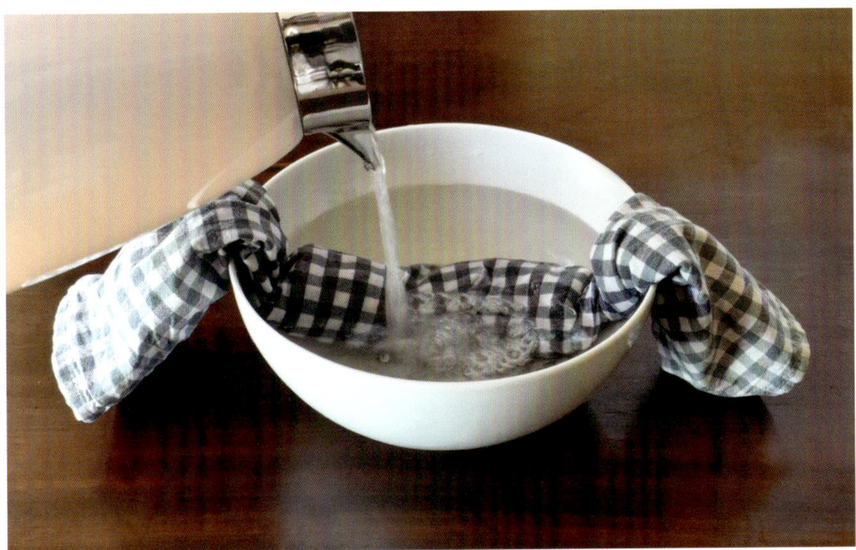

Bild 1: Das Innentuch mit dem Tee tränken

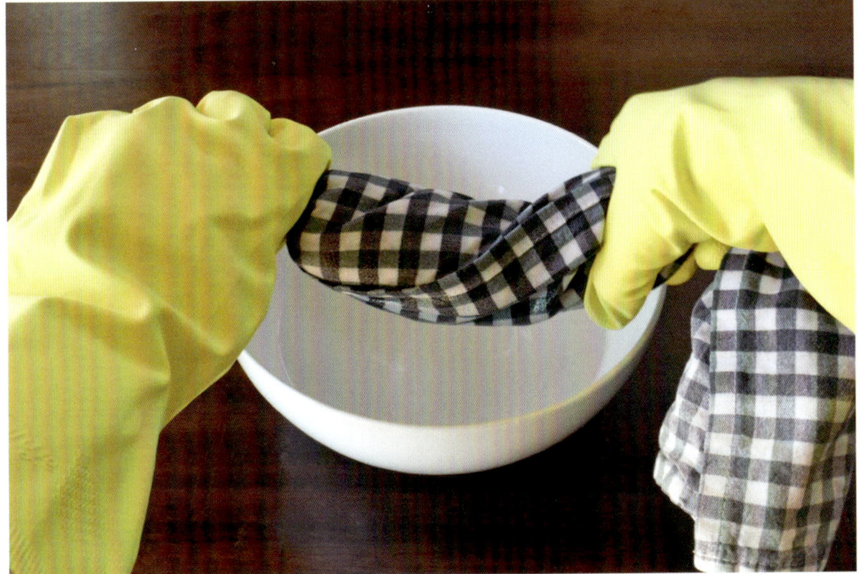

Bild 2: Kräftig auswringen

desto besser). Fixiert wird es mit einem Badetuch, auf das eine Wärmflasche gelegt wird. Auch andere feucht-warme Anwendungen oder Dampfkompressen funktionieren nach dem gleichen Prinzip.

Den Platz vorbereiten

Die gute Vorbereitung ist bei allen feucht-warmen Auflagen besonders wichtig.

Ein großes Frotteebadetuch wird der Hälfte nach gefaltet, auf dem Bett oder dem Sofa ausgelegt – und zwar in Höhe des Oberkörpers, jedoch tief genug, um das Handtuch unter den Armen um den Brustkorb wickeln zu können. Das Frotteebadetuch sollte so lang sein, dass es in der Länge ca. 1 ½-mal so lang ist wie der Brustumfang. Die Enden des Tuchs sollten sich ausreichend überlappen, das Tuch straff anliegen, so dass keine Wärme entweicht.

Eine Wärmflasche wird mit heißem Wasser flach gefüllt und bereitgelegt. Bitte richten Sie sich hier nach den Empfehlungen zum Umgang mit Wärmflaschen auf Seite 29/30!

Das Innentuch vorbereiten

Nun wird die Dampfkompresse fertiggemacht. Dafür stellen Sie zunächst einen Schafgarbentee her: 2 gehäufte TL Schafgarbenkraut mit ½ Liter kochendem Wasser übergießen, zugedeckt 3 Minuten ziehen lassen, abseihen. Füllen Sie den Tee in eine Kanne. Das Innentuch wird zu einer Rolle zusammengerollt – dies ist bei allen feuchten Wickeln und Auflagen sehr praktisch.

Eine kurze Bemerkung zum Einrollen des Innentuches: Wenn (wie bei der feucht-warmen Leberauflage) das Innentuch nur ca. 25 cm lang ist, kann man eine einfache Rolle bilden. Bei einem längeren Wickel ist es sinnvoll, das Tuch von beiden Seiten aus einzurollen und dann von der Mitte aus in beide Richtungen abzuwickeln.

Nun wird das Innentuch wie oben beschrieben (S. 25) in das Auswringtuch eingerollt, die Enden etwas verdreht, in die Schüssel gelegt und mit heißem Tee oder heißem Wasser übergossen. Das Tuch kräftig auswringen!

Das Innentuch auflegen

Nun legt man sich gemütlich auf das Sofa, deckt die Beine zu und wickelt das Innentuch aus. Prüfen Sie die Temperatur – am besten an der Innenseite des Unterarms! Ist das Tuch für die bloße Haut noch zu heiß, dann kann man es etwas hin und her schwenken. Ist die Temperatur erträglich, wird das Innentuch auf den rechten Oberbauch aufgelegt. Hier befindet sich die Leber.

Das Außentuch einschlagen
Schlagen Sie nun das Frotteetuch fest um Ihre Brust. Jetzt darf geruht werden – mit der Wärmflasche ebenfalls auf der Lebergegend.

Kühler Halswickel

Der kühle Halswickel ist ein wärmeproduzierender Wickel, der länger anliegt und zu einer reaktiven Durchblutung und Durchwärmung des Halses führt.

Als Innentuch wird ein Stofftaschentuch gewählt, als Zwischentuch ein Geschirrtuch, als Außentuch ein Schal.

Das Innentuch auflegen
Das Stofftaschentuch wird so gefaltet, dass ein in etwa halshoher Streifen entsteht. Das Tuch wird in kühlem Wasser getränkt, gut ausgewrungen und angelegt. Die Wirbelsäule wird frei gelassen. Dies ist nicht unbedingt erforderlich – es ist jedoch grundsätzlich empfehlenswert, bei allen Anwendungen besondere Vorsicht im Bereich der Wirbelsäule walten zu lassen.

Das Zwischentuch einschlagen
Nun wird das Zwischentuch um den Hals gelegt und mit einer Babysicherheitsnadel fixiert. Man kann das Zwischentuch auch mit einigen Streifen Leukoplast fixieren oder nur den Schal umbinden. Dies hängt auch davon ab, ob man ein lebhaftes Kleinkind vor sich hat oder jemanden, der ruhig im Bett liegt.

Das Außentuch einschlagen
Mit einem Schal wird der Wickel nun fixiert. Will man Wärme produzieren, so ist ein Wollschal sinnvoll.

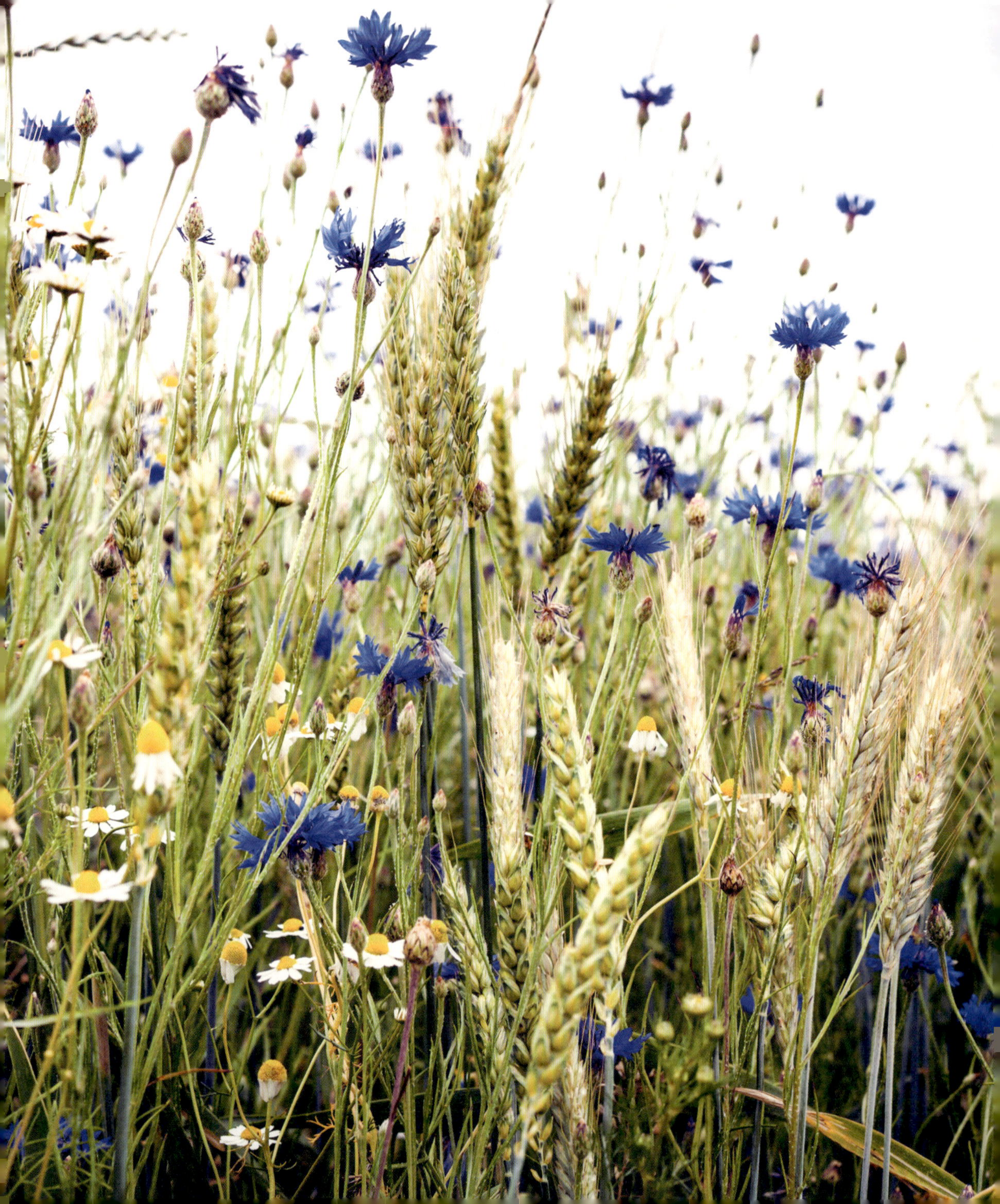

II. Anleitungen

Gesundheitspflege für jeden Tag

Wärmflasche

Eine Wärmflasche erwärmt und wirkt entspannend, sie kommt immer dann zum Einsatz, wenn Wärme guttut: bei Frösteln, Verkrampfungen, Verspannungen, Blähungen etc.

Wärmflaschen können auch zur Verstärkung eines Wickels, zum Anwärmen von Auflagen und zum Vorwärmen benötigter Wickeltücher eingesetzt werden. Durch die Kombination der Wärmflasche mit einer feucht-warmen Auflage kann man die Wärmewirkung zusätzlich steigern: Eine Mullwindel oder ein Geschirrtuch auf die Größe der Wärmflasche falten, zusammenrollen, in heißem Wasser tränken, auflegen, mit trockenem Außentuch abdecken und fixieren, darauf die Wärmflasche legen.

Material	Gummiwärmflasche, möglichst TÜV GS/BS-Standard geprüft und mit einem Bezug
Durchführung	Die größte Gefahr bei der Verwendung einer Wärmflasche ist eine Verbrennung. Daher ist es wichtig, auf die korrekte Handhabung zu achten:

	■ Die Wärmflasche wird je zur Hälfte mit kaltem und kochendem Wasser gefüllt (ergibt ca. 50 °C). Das Wasser kann in einem Litermaß gemischt und dann in die Wärmflasche gegossen werden. ■ Wärmflasche beim Füllen aufrecht halten und am Hals anfassen. ■ Luft herausdrücken, Wärmflasche schließen und die Dichtigkeit prüfen, indem man sie umdreht. ■ Stoffhülle über die Wärmflasche ziehen. ■ Vor dem Anlegen der Wärmflasche die Temperatur an der Innenseite des eigenen Unterarms prüfen! ■ Nach Gebrauch die Wärmflasche ausleeren, zum Trocknen mit der Öffnung nach unten offen aufhängen und mit abgeschraubtem Verschluss lagern.
Gegenanzeigen	■ Empfindungsstörungen (Taubheitsgefühle) ■ Schwere Durchblutungsstörungen ■ Akute Entzündungen im Anwendungsbereich

Achtung: Keine Wärmflasche ohne Stoffhülle bei kleinen Kindern anwenden! Die Temperatur immer an der Innenseite des Unterarms prüfen!

Kirschkernkissen

Das Kirschkernkissen wird eingesetzt bei den unterschiedlichsten Beschwerden, wie z. B. bei Bauchschmerzen durch Blähungen, bei Darmkrämpfen und Darmträgheit, bei Unruhezuständen, Angstträumen, Schlafstörungen, Menstruationsbeschwerden, Spannungsschmerzen und kalten Füßen. Es ist ein altes Hausmittel, das angeblich ursprünglich aus der Schweiz stammt und dort als „trockene

Wärmflasche“ bezeichnet wurde (bzw. als „trockene Kälteauflage“, wenn man das Kirschkernkissen im Eisfach kühlt). So legten die Schweizer Bergbauern das Kirschkernkissen in das sicher noch vielen Älteren bekannte spezielle „Fach“ im Kachelofen, in dem auch die Teekanne warmgehalten wurde.

Das Kirschkernkissen ist ein Utensil, das – so wie die Wärmflasche – in jedem Haushalt gute Dienste leistet und gerade in Familien mit Kindern zur alltäglichen Ausstattung gehört. Es verbindet wohltuende Wärme mit aktiver Fürsorge oder Selbstfürsorge. Ohne großen Aufwand kann man sich und anderen mit dem Kirschkernkissen etwas Gutes tun.

Im Gegensatz zur Wärmflasche passt sich das Kirschkernkissen besser der Körperform an und hat dadurch eine bessere Wärmeleitung. Zusätzlich hat das Kirschkernkissen einen Massageeffekt, der gerade bei Beschwerden der Lendenwirbelsäule oder des oberen Rückens genutzt werden kann. Je nach Lokalisation der Beschwerden ist es auch etwas bequemer, auf dem Kissen als auf der Wärmflasche zu liegen. Die Wärme ist zudem angenehmer und milder.

Gerade bei großen Kirschkernsäckchen ist in der Mikrowelle darauf zu achten, dass sich der in vielen Geräten rotierende Teller weiterdreht. Annegret Sonn empfiehlt, sowohl in die Mikrowelle, als auch in den Backofen ein halbes Glas Wasser zu stellen, um zu vermeiden, dass es verbrennt. Dies hat einen weiteren Vorteil: Das Kirschkernkissen nimmt etwas Flüssigkeit auf, die Wärme ist – im Vergleich zur Wärmflasche – etwas „dampfiger“ und dringt tiefer in das Muskelgewebe unter der Haut ein.

Material	Kirschkernkissen (ein mit getrockneten Kirschkernen gefüllter Baumwollbeutel) aus Apotheke oder Reformhaus
Durchführung	Kirschkernkissen bei maximal 60–120 °C (unterschiedliche Angaben der Hersteller) im Backofen auf Körperwärme erwärmen.
Gegenanzeigen	Abneigung gegen Wärme

Zappsack®

Der Zappsack® ist ein anschmiegsames Getreidekissen, welches sowohl erwärmt als auch gekühlt zur Entspannung beitragen kann. Seine natürliche Komposition aus Hafer, Gerste, Weizen und asiatischem Ingwer und die ungekammerte Form führt dem Körper schonend Wärme hinzu. Er kann gut mit anderen Wickeln kombiniert werden.

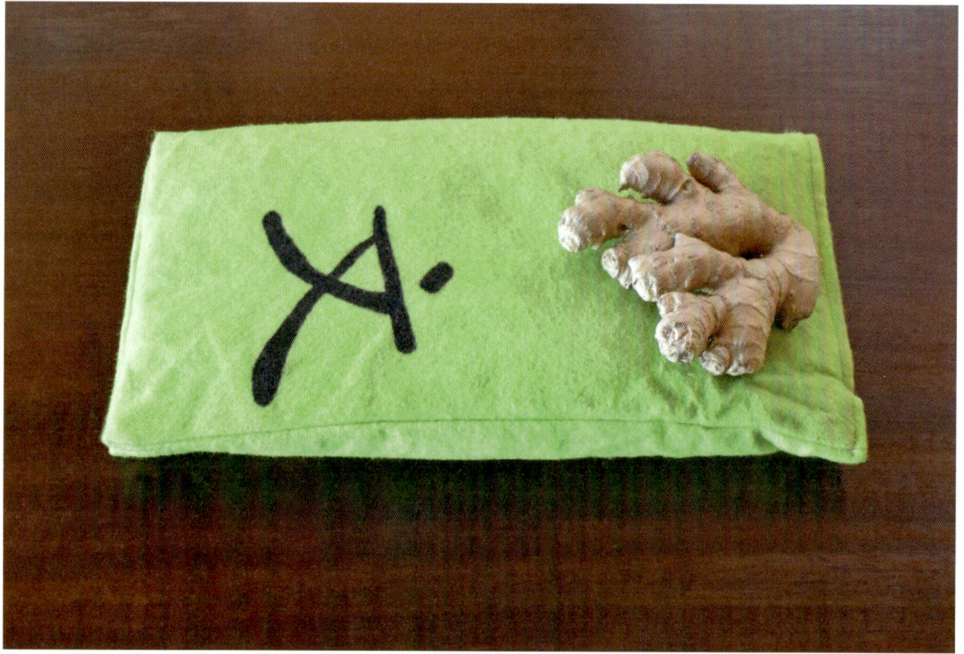

Material	Zappsack®
Durchführung	Der Zappsack® wird nach Angaben in Mikrowelle oder Backofen erwärmt (oder gekühlt) und aufgelegt.
Gegenanzeigen	Allergien gegen die Füllstoffe Ingwer, Gerste, Weizen oder Hafer
Weitere Hinweise	Die Wirksamkeit des Zappsacks® wurde an der Klinik für Naturheilkunde und Integrative Medizin am Evangelischen Krankenhaus Essen Steele im Jahr 2006 untersucht: Patienten mit verschieden schweren Schmerzsyndromen und ausgeprägten muskulären Verspannungen wurden über zwei Wochen mit dem Zappsack® unter physiotherapeutischer Anleitung behandelt. Es zeigten sich eine deutliche Besserung der Muskelverspannungen, ein erheblicher Rückgang der Schmerzen im Wirbelsäulenbereich und eine Reduzierung von Kopfschmerzen.

Gekühltes Kirschkernkissen und Erbsensäckchen

Üblicherweise wird zum Kühlen bei Zahnschmerzen, akuten Gelenkentzündungen, Kopfschmerzen oder bei anderen Beschwerden, bei denen Kälte guttut, Eis empfohlen, entweder als Eispackung oder als Eis-Gel-Kissen, die zuvor im Tiefkühlfach gelegen haben. Eis ist ein starker Reiz und kann bei falscher Anwendung zu Unterkühlung führen.

Eine probate und vor allem sanftere Alternative sind Säckchen, die mit Kirschkernen oder Erbsen gefüllt sind. Kirschkernkissen und Erbsensäckchen wirken im gekühlten Zustand abschwellend und schmerzlindernd.

Material	▪ Kirschkernkissen ▪ Erbsensäckchen: Ein Leinensäckchen (ca. 15 x 15 cm) nähen und zu zwei Dritteln mit getrockneten Schälerbsen füllen.
Durchführung	▪ Säckchen in Kühlschrank oder Gefrierfach legen und 3–4 Stunden kühlen. ▪ Auf die gewünschte Körperstelle auflegen.
Anwendungsdauer	▪ Solange die Anwendung gut tut. ▪ Nach Erwärmung eventuell neues Kühlkissen auflegen.
Anwendungshäufigkeit	1–2 x täglich
Gegenanzeigen	▪ Abneigung gegen Kälte ▪ Allergie gegen Füllmaterialien

Achtung: Vorsichtige Anwendung bei Kindern! Bei kleinen Kindern immer die Haut anfassen, um zu prüfen, ob sie zu kalt wird!

Fieber

Wadenwickel

Wadenwickel senken die Körpertemperatur durch Verdunstungskälte. Sie werden bei hohem Fieber über 39 °C mit Unruhezuständen, starker Beeinträchtigung des Allgemeinbefindens, Fieberträumen etc. angelegt. Entscheidend ist das Befinden des Kranken. Bitte beachten Sie: Keine Anwendung in der Phase des Fieberanstiegs!

Material	■ 1 Badetuch zum Unterlegen, evtl. Moltonauflage als Nässeschutz ■ 2 Außentücher (Frotteehandtücher) ■ 2 Innentücher (Geschirrtücher oder Mullwindeln) ■ 1 Schüssel mit 2 Litern Wasser, das ca. 2 °C unter der Körpertemperatur liegt (messen!) ■ Dünne Decke
Durchführung	■ Körpertemperatur des Kranken messen. ■ Raum lüften, aber für angenehm warme Raumtemperatur sorgen. ■ Der Kranke sollte die Socken anlassen. ■ Badetuch oder Moltonauflage als Nässeschutz unter den Waden im Bett ausbreiten. ■ Die Innentücher im warmen Wasser tränken, gut auswringen (darf nicht mehr tropfen) und dann faltenfrei und locker um den Unterschenkel zwischen Knien und Knöcheln anlegen, dabei die Gelenke freilassen. ■ Mit den Zwischentüchern umwickeln – dann erfolgt die Wärmeabgabe langsamer.

	■ Den Kranken zudecken. ■ Sobald die Innentücher körperwarm sind und zu trocknen beginnen (nach 5–10 Minuten), können sie ausgewaschen und ggfs. erneut in dem Wasser getränkt und angelegt werden. ■ Nach dem Abnehmen der Wickeltücher die Beine frottieren. ■ Für die Wickel können dem Wasser etwas Zitronensaft, Pfefferminztee oder Obstessig zugefügt werden. Sie wirken erfrischend!
Anwendungsdauer	Jeweils 10 Minuten, bis zu 3 x direkt hintereinander
Anwendungshäufigkeit	1–2 x täglich, je nach Wirkung und Verträglichkeit
Gegenanzeigen	■ Kalte Füße und kalte Beine ■ Frösteln, Frieren, Zittern, Schüttelfrost ■ Beginnende Erkältung, Phase des Fieberanstiegs ■ Akuter Harnwegsinfekt ■ Reizung des Ischiasnerves
Weitere Hinweise	Fieber stellt eine sinnvolle Abwehrmaßnahme des Körpers dar. Durch die Wickel wird die Ursache des Fiebers nicht beeinflusst, daher kann das Fieber wieder steigen. Dennoch fühlt sich der Kranke allgemein besser, fieberbedingte Kopfschmerzen und Unruhe können nachlassen, da das Fieber nach unten abgeleitet und der Kopfbereich entlastet wird.

Achtung:
Den Kranken beobachten. Dabeibleiben!
Wenn die Beine kalt werden, Behandlung abbrechen!
Der Kranke sollte während des Wickels viel trinken.
Bei Fieber über 40 °C und gleichzeitig kalten Beinen immer den Arzt anrufen!

Feuchte Leibauflage

Der Leibwickel wird bei hohem Fieber über 39 °C mit Unruhezuständen, starker Beeinträchtigung des Allgemeinbefindens, Fieberträumen usw. angewandt. Er stellt eine „sichere" Alternative zum Wadenwickel dar, da hierbei nicht die Gefahr besteht, den Kreislauf weiter zu belasten. Durch Verdunstungskälte wird die Körpertemperatur gesenkt.

Material	▪ 1 Außentuch (großes Badetuch) ▪ 1 Innentuch (Geschirrtuch oder Mullwindel) ▪ 1 Schüssel mit 2 Litern Wasser, das ca. 2 °C unter der Körpertemperatur liegt (messen!) ▪ Dünne Decke
Durchführung	▪ Körpertemperatur des Kranken messen. ▪ Raum lüften, aber für angenehm warme Raumtemperatur sorgen. ▪ Der Kranke sollte die Socken anlassen. ▪ Badetuch unter dem Bauch des Kranken im Bett ausbreiten. ▪ Geschirrtuch oder Mullwindel in Wasser tränken, gut auswringen (darf nicht mehr tropfen) und dann auf den Bauch legen. ▪ Mit dem Badetuch einschlagen. ▪ Den Kranken zudecken.

	■ Sobald das Innentuch körperwarm ist und zu trocknen beginnt (nach 5–10 Minuten), kann es ausgewaschen, erneut in dem Wasser getränkt und angelegt werden. ■ Nach dem Abnehmen der Wickeltücher den behandelten Bereich frottieren.
Anwendungsdauer	Jeweils 10 Minuten, bis zu 3 x direkt hintereinander
Anwendungshäufigkeit	1–2 x täglich
Gegenanzeigen	■ Frösteln und Zittern ■ Kreislaufinstabilität (Phase des Fieberanstiegs)

Kopf, Ohren und Nase

Kopfschmerzen durch Blutandrang im Kopf: Kühle Stirnkompresse

Durch die Kälte der Stirnkompresse werden die Blutgefäße zusammengezogen. Dies wirkt schmerzlindernd bei zu starkem Blutandrang zum Kopf.

Wichtig ist bei Kopfschmerzen außerdem, Sinnesreize wie Geräusche, Licht etc. auszuschalten. Zusätzlich kann etwas Pfefferminzöl auf die Schläfen aufgetragen werden. Günstig ist hier ein Roll-on-Stift.

Material	▪ Waschlappen ▪ Kühles Wasser
Durchführung	▪ Waschlappen in Wasser tauchen, gut auswringen, auf die Stirn legen. ▪ Augen schließen, ruhen. ▪ Nachruhen.
Anwendungsdauer	▪ 10 Minuten bzw. bis der Waschlappen beginnt, warm zu werden.
Anwendungshäufigkeit	Nach Bedarf
Gegenanzeigen	Chronische Nasennebenhöhlenbeschwerden

Ohrenschmerzen: Schmerzlinderndes Zwiebelsäckchen

Das Zwiebelsäckchen wird bei leichten Ohrenschmerzen bzw. zur Überbrückung bis zum Besuch beim HNO- oder Kinderarzt angewendet. Es kann als Erstmaßnahme, aber auch unterstützend bei Mittelohrentzündung im akuten Stadium und bei starken Schmerzen eingesetzt werden. Die Inhaltsstoffe der Zwiebel wirken schmerzlindernd und entzündungshemmend.

Material	▪ 1 kleines Baumwolltuch ▪ 1 Zwiebel ▪ 1 Brettchen und Küchenmesser ▪ Leukoplast ▪ Etwas Rohwolle oder Baumwollwatte ▪ Fett- und geruchsdichtes Butterbrotpapier ▪ 1 gutsitzende Mütze, Stirnband oder Wollschal zum Fixieren ▪ 2 Wärmflaschen
Durchführung	▪ Zwiebel schälen und in kleine Würfelchen oder dünne Scheiben (drückt weniger) schneiden. ▪ 1 EL von den Würfeln oder Scheiben in die Mitte eines kleinen Baumwolltuches geben, dieses zu einem Päckchen falten und mit Leukoplast zukleben. ▪ Päckchen zwischen zwei Wärmflaschen in Butterbrotpapier ganz leicht erwärmen. Achtung: Zwiebeln enthalten viel Wasser und können schnell heiß werden. Das Zwiebelsäckchen soll nur etwas erwärmt werden, damit die Anwendung angenehmer ist. Die Temperatur muss auf jeden Fall geprüft werden!

	■ Zwiebelsäckchen nicht nur direkt auf den Ohrausgang, sondern auch fingerbreit hinter das Ohr legen. ■ Mit Rohwolle oder Baumwollwatte abdecken (um den Druck auf das Ohr zu reduzieren und damit keine Senföle in den Augen brennen) und mit einem Stirnband fixieren.
Anwendungsdauer	Mindestens 20 Minuten
Anwendungshäufigkeit	1–2 x täglich
Gegenanzeigen	■ Neigung zu Schleimhautreizung durch Zwiebelaroma ■ Abneigung gegen Zwiebelaroma ■ Empfindliche Haut
Weitere Hinweise	Als Variante die Zwiebelstückchen in einen Daumenschlauchverband füllen, diesen an beiden Enden verknoten und als lange Schlange auf und hinter das Ohr legen. Als Notlösung (falls kein Daumenschlauchverband zur Verfügung steht) hat sich die Nutzung von einzelnen Kinderstrümpfen bewährt, in die die Zwiebelstückchen gefüllt werden. Der Strumpf wird verknotet oder mit einigen Stichen zugenäht und mit einem Stirnband (Knoten oberhalb des Stirnbands, bei zugenähtem Strumpf oder Socken kann auch eine Mütze verwendet werden) fixiert.

Achtung: Bei Verdacht auf Mittelohrentzündung oder bei bestätigter Mittelohrentzündung Zwiebelsäcken kühl anwenden.

Ohrenschmerzen: Kamillensäckchen

Das Kamillensäckchen eignet sich bei Unverträglichkeit oder Abneigung gegen das Zwiebelsäckchen, zu Beginn und beim Abklingen der Entzündung wie auch bei perforiertem Trommelfell. Es wirkt entzündungshemmend, schmerzlindernd und beruhigend.

Material	▪ 1 kleines Baumwolltuch ▪ 1 EL getrocknete Kamillenblüten ▪ Leukoplast ▪ Etwas Rohwolle oder Baumwollwatte ▪ 1 gutsitzende Mütze, Stirnband oder Wollschal zum Fixieren ▪ 2 Wärmflaschen
Durchführung	▪ Kamillenblüten auf das Tuch geben, Päckchen falten, zukleben; alternativ die Blüten in eine Kindersocke geben und zuknoten oder zubinden. ▪ Päckchen zwischen zwei Wärmflaschen leicht erwärmen. ▪ Kamillensäckchen nicht nur direkt auf den Ohrausgang, sondern auch fingerbreit hinter das Ohr legen. ▪ Mit Rohwolle oder Baumwollwatte abdecken und mit einem Stirnband fixieren.
Anwendungsdauer	Mindestens 20 Minuten; kann auch sehr viel länger bzw. über Nacht aufliegen.
Anwendungshäufigkeit	Mehrmals täglich
Gegenanzeigen	Allergie gegen Kamille

Nasenbluten: Kühle Nackenkompresse

Bei Nasenbluten kann man eine kühle Nackenkompresse anlegen. Durch die Kälte werden die zuführenden Blutgefäße verengt, der Blutfluss zum Kopf wird verringert. Es kann auch helfen, sich aufrecht hinzusetzen, den Kopf leicht nach vorne zu beugen und fest mit dem Daumen gegen die betroffene Nasenseite zu drücken.

Material	▪ Waschlappen ▪ Kaltes Wasser
Durchführung	▪ Waschlappen in kaltes Wasser tauchen, gut auswringen. ▪ Waschlappen in den Nacken legen (im Sitzen).
Anwendungsdauer	▪ Bis die Blutung aufhört. ▪ Waschlappen zwischenzeitlich auswaschen und neu anlegen, wenn er warm wird.
Anwendungshäufigkeit	Nach Bedarf
Gegenanzeigen	▪ Kalter Kopf und Hals ▪ Akuter Schwindel
Weitere Hinweise	▪ Wenn Ihr Kind häufig ohne Grund unter Nasenbluten leidet, sollte dies auch mit einem HNO-Arzt besprochen werden. ▪ Die Homöopathie kennt eine Reihe von Mitteln für Menschen, die zu Nasenbluten neigen, daher lohnt sich der Besuch bei einem Homöopathen, der Konstitutionsbehandlungen durchführt.

- Kommt es zu Nasenbluten, weil die Nase wund und trocken ist, so ist es sinnvoll, die Schleimhäute durch regelmäßige Spülungen mit Salzwasser zu befeuchten, beispielsweise mithilfe einer Nasendusche. Wem dies zu umständlich ist, der kann die Nasengänge immer wieder mit einem Meerwasser-Nasenspray befeuchten (bitte begrenzte Haltbarkeit beachten!).
- Günstig ist es außerdem, die Nasengänge immer wieder mit etwas Öl einzufetten.

Achtung: Gehen Sie zum Arzt, wenn das Nasenbluten nach 20 Minuten nicht aufhört oder wenn es aus beiden Nasenlöchern blutet.

Akute Nasennebenhöhlenentzündung: Körperwarme Quarkauflage

Quark wirkt entzündungshemmend und abschwellend. Erfahrungsgemäß wird durch einen Quarkwickel der Lymphfluss bewegt, vermutlich aufgrund der enthaltenen Milchsäure. Quark wird immer gerne zur Entzündungsminderung eingesetzt, außerdem zum Abschwellen.

Körperwarmer Quark eignet sich bei Kindern, die den kalten Quark als unangenehm empfinden. Er kann auch für einen Halswickel bei Halsschmerzen oder eine Brustauflage bei Husten oder Bronchitis verwendet werden, wenn der kühle Quark abgelehnt wird.

Material	▪ 2 EL Quark in Bioqualität. Die Fettstufe ist unerheblich, aber Magerquark ist nicht so weich wie Sahnequark und daher etwas praktikabler in der Anwendung. Der Quark sollte ganz frisch sein. ▪ 2 Baumwolltücher, Kompressen oder Papiertaschentücher ▪ 1 Löffel, 1 Messer oder Spatel ▪ 1 Topf mit kochendem Wasser und einem darauf gelegten Teller
Durchführung	▪ Baumwolltücher, Kompressen oder Papiertaschentücher auseinanderfalten und ausbreiten. ▪ Je 1 EL Quark fingerdick darauf verstreichen und die Stoffränder nach einer Seite einschlagen, so dass ein Päckchen entsteht. ▪ Päckchen auf den Teller legen und über dem Topf mit kochendem Wasser auf Körperwärme erwärmen, Temperatur prüfen.

	▪ Päckchen mit der einlagigen Stoffseite auf die Region neben der Nase auflegen. ▪ Nach dem Abnehmen der Auflage die Haut gut abtrocknen. ▪ Nachruhen.
Anwendungsdauer	30 Minuten bzw. solange die Auflage als angenehm empfunden wird.
Anwendungshäufigkeit	1 x täglich
Gegenanzeigen	▪ Allergie gegen Milcheiweiß ▪ Offene Wunden
Weitere Hinweise	Nicht erwärmter Quark wird eingesetzt, um einen kühlenden Effekt zu erzielen. Er liegt kürzer auf. Auch bei kühlenden Quarkauflagen, die Wärme entziehen sollen, wird kein Quark direkt aus dem Kühlschrank verwendet, sondern je nach Literaturquelle zimmerwarmer Quark oder Quark, der 30 Minuten vor Anwendung aus dem Kühlschrank genommen wurde.

Chronische Nasennebenhöhlenentzündung: Senfmehlauflage an den Fußsohlen

Senfmehl wirkt stark durchblutungsfördernd, da die enthaltenen Senföle in der Haut aktiv Wärme bilden, die auch nach der Anwendung noch lange anhält. Reflektorisch führen eine Erwärmung und Mehrdurchblutung der Fußsohlen dazu, dass die Nase zu laufen beginnt und ein Blutandrang am Kopf „abgeleitet wird."

Senföle kommen in der Natur vor allem in zwei Pflanzenfamilien vor: den Kreuzblütlern und den Liliengewächsen. Beispiele für die Kreuzblütler sind außer Senf viele Kohlsorten, Kressen und Brunnenkressen. Zu den Liliengewächsen gehören z.B. Knoblauch und Bärlauch, Schnittlauch und Gemüselauch, Zwiebel und Schalotten etc. Viele von ihnen enthalten Senföle und werden, vor allem zur Abwehr von Infekten, in der Volksmedizin zahlreicher Kulturen verwendet. Beispiele für die äußerliche Anwendung sind Zwiebelsäckchen (siehe Seite 40f.) oder Kohlauflagen (siehe Seite 81f.).

Material	■ 2 Innentücher (Geschirrtuch oder Mullwindel) ■ 2 Außentücher (z.B. Geschirrtuch) ■ Küchenkrepp ■ 2 EL schwarzes Senfmehl ■ Körperwarmes Wasser ■ 1 Schüssel ■ 1 Rührlöffel ■ Eieruhr ■ Körperöl
Durchführung	■ 2 EL Senfmehl zu einem streichfähigen Brei verrühren. Bitte achten Sie darauf, dass das Senfmehl mit körperwarmem Wasser angerührt wird. Liegt die Temperatur des Wassers über 50 °C, dann bleibt die erwünschte Wirkung aus, da sich die im Senfmehl enthaltenden Senföle nicht entfalten können.

	■ Innentuch ausbreiten, ein Blatt Küchenkrepp falten und auf das Innentuch legen. ■ Senfmehlbrei messerrückendick darauf ausstreichen, mit Küchenkrepp bedecken. ■ Innentuch zu einem Päckchen falten, das in etwa der Größe der Fußsohlen entspricht, Ränder dabei alle nach einer Seite umschlagen, so dass die andere Seite der Kompresse nur mit einer Lage Stoff bedeckt ist. ■ Kompresse mit einlagiger Stoffseite an Fußsohle auflegen, mit Außentuch umhüllen. ■ Nach kurzer Zeit sollte es bereits zu einem Brennen kommen, das jedoch bald wieder nachlässt. ■ Nach Abnahme der Kompresse die Haut abtrocknen und einölen. ■ Nachruhen. ■ Kompresse mit Küchenkrepp wird im Mülleimer entsorgt, das Innentuch wird ausgewaschen.
Anwendungsdauer	Zunächst 3–5 Minuten; bis maximal 15 Minuten steigern.
Anwendungshäufigkeit	1 x täglich, höchstens 5 Tage hintereinander, dann 2 Tage Pause einlegen.
Gegenanzeigen	■ Unverträglichkeit von Senfmehl ■ Empfindungsstörungen (Taubheitsgefühle) ■ Akute entzündliche Prozesse ■ Vorgeschädigte oder empfindliche Haut ■ Schwere (arterielle) Durchblutungsstörungen der Beine

Weitere Hinweise

- Senfmehlauflagen können auch bei Bronchitis, Stirnhöhlenentzündung, Asthma oder Rückenschmerzen eingesetzt werden – und zwar nicht nur reflektorisch über die Füße, sondern auch lokal. Diese Anwendungen sind jedoch nicht ungefährlich und sollten daher von einer erfahrenen Person durchgeführt werden.
- Senfmehl von weißem Senf ist milder als von schwarzem Senf. In der Literatur werden beide Senfmehlarten empfohlen und angewendet. Bei schwarzem Senf muss man jedoch etwas besser aufpassen.

Achtung: Die Senföle wirken hautreizend, daher ist bei einer Senfmehlauflage größere Vorsicht geboten als bei anderen Anwendungen. Achten Sie besonders darauf, sich nicht zu tief über die Schüssel mit dem angerührten Senfmehlbrei zu beugen – es brennt sonst in den Augen!

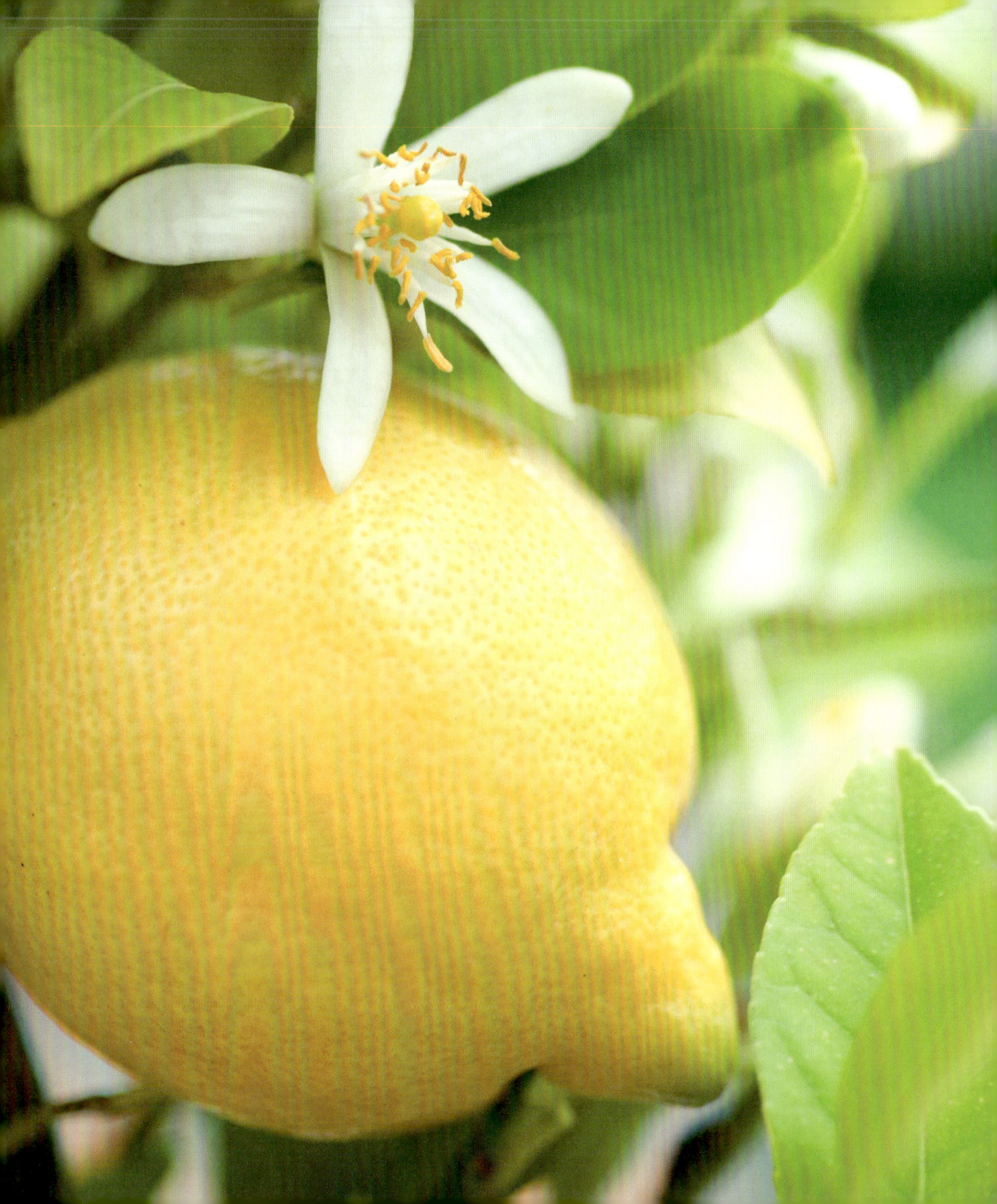

Halsschmerzen

Halsschmerzen mit Kältegefühl: Feucht-warmer Halswickel

Ein warmer Halswickel erwärmt und fördert die Durchblutung. Er wird angelegt, wenn dem Betroffenen Wärme angenehm ist, wenn er das Bedürfnis nach Wärme hat oder ihm kalt ist.

Material	▪ 1 Innentuch (Geschirrtuch, Mullwindel oder Stofftaschentuch) ▪ 1 Zwischentuch ▪ 1 Außentuch (z. B. Wollschal) ▪ 1 Schüssel mit warmem Leitungswasser ▪ Sicherheitsnadeln
Durchführung	▪ Innentuch in warmem Wasser tränken und auswringen. ▪ Längs falten, so dass ein halsbreiter Streifen entsteht. ▪ Um den Hals legen, so dass hinten am Hals die Wirbelsäule frei bleibt. ▪ Zwischentuch und Wollschal darüber legen und mit Sicherheitsnadeln fixieren.
Anwendungsdauer	Ca. 20 Minuten bzw. bis der Wickel abgekühlt ist (das ist oft vorher der Fall)
Anwendungshäufigkeit	Nach Bedarf
Gegenanzeigen	Wenn Wärme unangenehm ist.

Halsschmerzen ohne akute Entzündung: Wärmender Kartoffelwickel

Die Wärme von Kartoffelwickeln wirkt tief und ist langanhaltend.

Material	▪ 3–4 ungeschälte, weich gekochte, heiße Kartoffeln (eher mehlig kochend) ▪ 1 Innentuch (Geschirrtuch oder Mullwindel) ▪ Küchenkrepp ▪ Leukoplast oder Sicherheitsnadel ▪ 1 Zwischentuch ▪ 1 Außentuch (z. B. ca. 40 cm breiter Wollschal)
Durchführung	▪ Ungeschälte Kartoffeln etwas auskühlen lassen. ▪ Innentuch falten, ein Küchenkrepp darauf legen und die Kartoffeln nebeneinander auf das Küchenkrepp legen. ▪ Ein zweites Küchenkrepp auf die Kartoffeln legen. ▪ Innentuch einschlagen, so dass ein halshoher Streifen entsteht. ▪ Kartoffeln mit der Hand oder dem Nudelholz quetschen. ▪ Das Tuch mit Sicherheitsnadeln und/ oder Leukoplast verschließen (damit die Kartoffeln nicht rausfallen). ▪ Jetzt in ein zweites Tuch einschlagen – sicher ist sicher! Geeignet wäre z. B. ein kleines Frotteetuch.

	■ Temperatur sorgfältig prüfen (an der Innenseite des Unterarms)! Die Kartoffeln sind sehr heiß! ■ Tuch mit einlagiger Stoffseite um den Hals wickeln. ■ Trockenes Leinentuch (Zwischentuch) und Wollschal locker darum wickeln. ■ Abwarten: Die Hitze der Kartoffeln kommt erst mit der Zeit. Erst dann fixieren.
Anwendungsdauer	30 Minuten bzw. bis die Wärme nachlässt
Anwendungshäufigkeit	Maximal 1 x täglich
Gegenanzeigen	■ Hochakute Entzündungen ■ Verschlimmerung durch Wärme

Achtung: Keine Anwendung bei kleinen Kindern! Bei älteren Kindern anwesend bleiben, falls ihnen die Hitze zu stark ist.

Die folgenden Fotos zeigen die Herstellung eines Kartoffel-Halswickels. Die Vorgaben können auch für Kartoffel-Brustwickel oder -Nackenauflagen übernommen werden, wobei jeweils die Zahl der Kartoffeln und die Größe der Tücher angepasst wird.

Die Kartoffeln werden gebürstet, gekocht und dann 6–8 Minuten zum Ausdampfen stehen gelassen. Anschließend werden sie nebeneinander auf ein Geschirrtuch, ein Leinentuch oder eine Mullwindel gelegt, auf die man vorher ein oder zwei Stück Papier einer Küchenrolle ausgebreitet hat – so lassen sich die Kartoffeln besser entsorgen, sie kleben sehr leicht am Geschirrtuch fest (Bild 1). Achten Sie darauf, dass das Tuch groß genug ist, um danach eingeschlagen zu werden. Die Kartoffeln werden nun mit einem weiteren Krepppapier bedeckt, das Innentuch wird zu einem Päckchen eingeschlagen. Die Kartoffeln werden mit den Fäusten zu einem flachen Päckchen zerdrückt (Bild 2). Danach – und dies ist gerade bei der Kartoffelpackung besonders wichtig – wird das Päckchen gut mit Leukoplast verklebt (Bild 3). Die Kartoffeln sind sehr gute Hitzespeicher, man ist immer wieder erstaunt, wie heiß sie tatsächlich sind. Ist das Kartoffelpäckchen nicht vollständig verschlossen, kann es passieren, dass einzelne Kartoffelstückchen herausfallen und unbemerkt zu Verbrennungen oder Schmerzen führen.

Achtung:
Dabeibleiben und den Wickel abnehmen, wenn es dem Kranken zu heiß wird. Es kann auch durchaus sein, dass der Kranke den Wickel erst angenehm findet, dann aber die feuchte Hitze doch zu stark wird und der Wickel (schnell!!) abgenommen und noch etwas gekühlt werden muss.

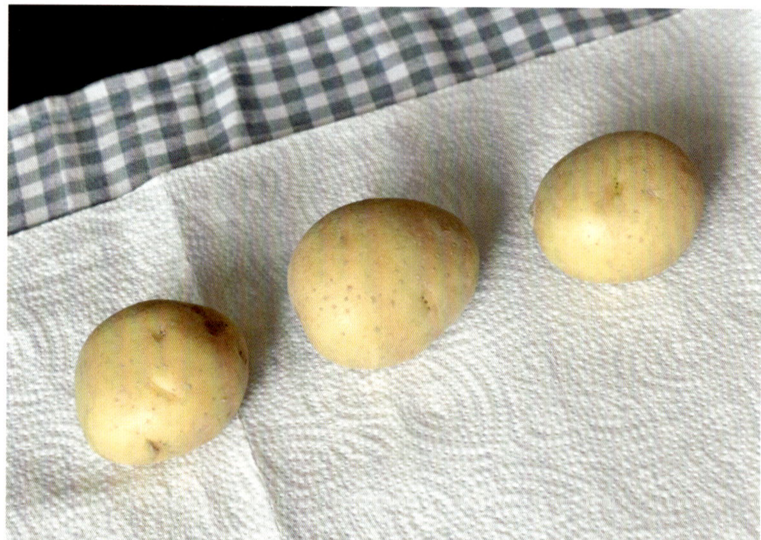

Bild 1: Vorbereitung des Kartoffelwickels

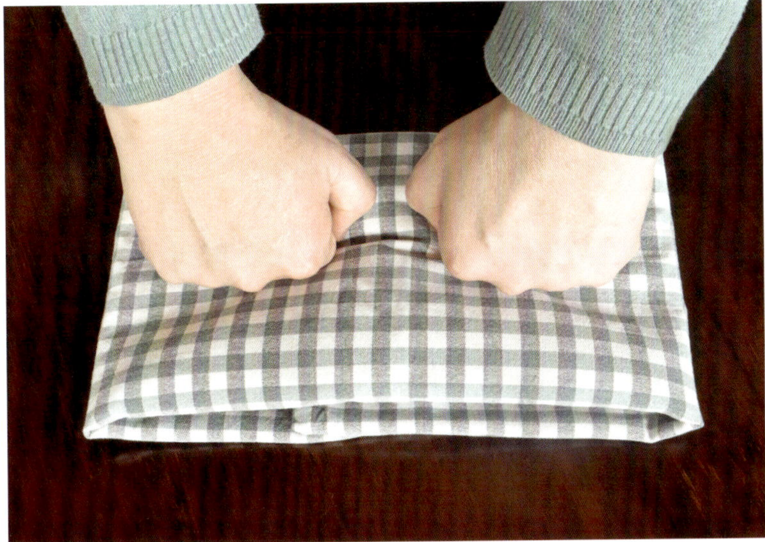

Bild 2: Zerdrücken der Kartoffeln

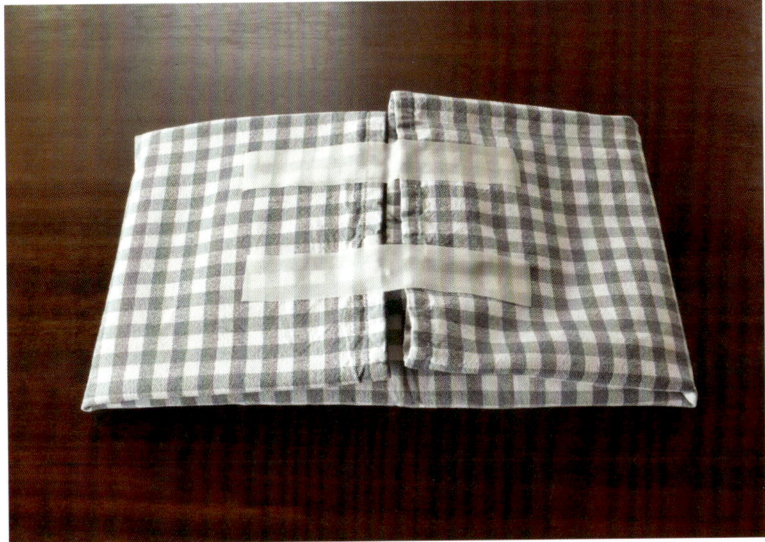

Bild 3: Zukleben des Kartoffelwickels

Halsschmerzen mit Hitzegefühl: Kühler Halswickel

Ein kühler Halswickel wirkt nicht nur kühlend, er fördert die Durchblutung und lindert Schmerzen. Der kühle Halswickel leitet Wärme ab, ist gleichzeitig entzündungshemmend und abschwellend. Er wird eingesetzt, wenn der Betroffene Kälte als angenehm empfindet. Neben der akuten Halsentzündung ist die Anwendung auch bei Mandelentzündung, Halsschmerzen und Schluckbeschwerden geeignet.

Material	▪ 1 Innentuch (Geschirrtuch, Mullwindel oder Stofftaschentuch) ▪ 1 Zwischentuch (z. B. Geschirrtuch) ▪ 1 Schüssel mit kaltem Leitungswasser ▪ 1 Außentuch (z. B. Wollschal) ▪ Sicherheitsnadeln
Durchführung	▪ Innentuch in ca. 10 cm breiten Streifen falten, in kühlem Wasser tränken, gut auswringen. ▪ Um den Hals legen, am besten so, dass hinten am Hals die Wirbelsäule frei bleibt. ▪ Darüber das Zwischentüch und das Außentuch legen und mit einer Sicherheitsnadel fixieren.
Anwendungsdauer	Eine kurze Anwendung führt zum Wärmeentzug, eine lange Anwendung führt zur Wärmeproduktion. Daher den Wickel bei Hitzegefühl regelmäßig wechseln.
Anwendungshäufigkeit	Mehrmals am Tag
Gegenanzeigen	▪ Ansteigendes Fieber ▪ Wärmebedürfnis

Achtung:
Prüfen Sie, ob sich der kühle Wickel erwärmt, andernfalls nehmen Sie ihn bitte ab. Keine Anwendung bei beginnenden Erkältungskrankheiten oder steigendem Fieber!

Halsschmerzen mit Schluckbeschwerden: Abschwellender Quarkwickel

Quark entzieht Hitze. Er wirkt entzündungshemmend, schmerzlindernd, kühlend und reizlindernd und kann auch bei Angina, eitrigen oder fiebrigen Hals- und Mandelentzündungen eingesetzt werden.

Wenn man die abschwellende Wirkung ausnützen, aber nicht kühlen will, kann der Wickel auch mit leicht erwärmtem Quark durchgeführt werden. Dafür die Quarkkompresse zwischen zwei Wärmflaschen in Butterbrotpapier oder in einem Teller, der auf einem Topf mit kochendem Wasser liegt, leicht erwärmen.

Material	▪ 1 Innentuch (Geschirrtuch, Mullwindel oder Stofftaschentuch) ▪ 1 Außentuch (Windel, Geschirrtuch) ▪ Ca. 2–3 EL zimmerwarmer (!) naturbelassener Quark (Fettstufe unerheblich) ▪ 1 Messer oder Spatel ▪ Praktisch: Verbandmull, Kompressen
Durchführung	▪ Auf das Innentuch einen Streifen Quark auftragen, der in etwa so breit und lang ist wie die Auflagestelle am Hals. Besonders praktisch ist es, wenn man den Quark auf eine dünne Lage Verbandmull oder Kompressen

	gibt, so dass man nach Abnahme des Wickels den Quark samt Mull wegwerfen kann. ■ Innentuch einschlagen. ■ Mit der einlagigen Stoffseite auflegen, am Hals anlegen, mit Außentuch und Sicherheitsnadel fixieren. ■ Nach der Behandlung die Haut trocken tupfen. ■ Nachruhen.
Anwendungsdauer	Maximal 20 Minuten; abnehmen, wenn es unangenehm wird, spätestens wenn der Quark eintrocknet.
Anwendungshäufigkeit	Mehrmals täglich, aber immer erst, wenn der Hals sich wieder erwärmt hat.
Gegenanzeigen	■ Allergie gegen Milcheiweiß ■ Offene Wunden

Achtung:

- Keine Anwendung bei Allergie gegen Milcheiweiß!
- Soll ein Quarkwickel kühlen, dann ist es wichtig, dass der Wickel abgenommen wird, bevor der Quark getrocknet ist. Dann nämlich entsteht ein Wärmestau durch den getrockneten Quark – die gegenteilige Wirkung.

Halsentzündungen mit Schwellung: Feucht-warmer Zitronenwickel

Zitronen kann man in unterschiedlicher Form anwenden. Sie wirken durch die Fruchtsäure entzündungshemmend, abschwellend und zusammenziehend.

Der Geruch des ätherischen Zitronenöls ist vielen Menschen angenehm. Der warme Zitronenwickel mit Zitronensaft und etwas ätherischem Öl aus der Schale ist unterschiedlich stark dosierbar. Er ist geeignet bei Halsschmerzen, Heiserkeit, Schluckbeschwerden und Halsentzündung.

Material	■ ½ Zitrone (unbehandelt!) ■ 1 etwas dickeres Innentuch (Moltontuch, doppelt gefaltetes Baumwoll- oder Leinentuch) ■ 1 Auswringtuch ■ 1 Außentuch (z. B. kleines Frotteehandtuch oder Schal) ■ Sicherheitsnadeln ■ Schüssel
Durchführung	■ Innentuch einrollen und in ein Auswringtuch einschlagen. ■ Zitrone sternförmig einschneiden und in eine Schüssel geben. Großzügig mit heißem Wasser übergießen. Die Zitrone mit Becher oder Holzlöffel ausdrücken, so dass der Saft und die ätherischen Öle aus der Schale in das Wasser übergehen. ■ Innentuch im Auswringtuch in das heiße Wasser geben und vollsaugen lassen. Die Enden des Auswringtuches bleiben trocken. Hier anfassen und Wickel gut auswringen, so dass der Wickel möglichst trocken ist.

	■ Innentuch aus dem Auswringtuch herausnehmen und Temperatur an der Handinnenseite prüfen. Wenn es noch zu heiß ist, das Tuch etwas schwenken und dann möglichst warm um den Hals legen. ■ Mit dem Außentuch fixieren und evtl. mit Sicherheitsnadeln befestigen.
Anwendungsdauer	30 Minuten
Anwendungshäufigkeit	Maximal 1 x täglich
Gegenanzeigen	■ Unverträglichkeit von/ Allergie gegen Zitronen ■ Hautverletzungen und entzündliche Hauterkrankungen im Bereich der Auflage ■ Zu starke hautreizende Wirkung durch den Zitronensaft (dann deutlich niedriger dosieren)
Weitere Hinweise	■ Der Zitronenwickel kann auch kühl angewendet werden, wirkt dann hitzeableitend und kühlend. Im Vergleich zum ebenfalls abschwellenden und kühlenden Quarkwickel hat der kühle Zitronenwickel noch etwas Erfrischendes, Zusammenziehendes durch die Fruchtsäuren, während der Quarkwickel eher entzündungshemmend wirkt. ■ Bekannt ist auch der kühle Zitronenhalswickel, bei dem eine unbehandelte Zitrone in dünne Scheiben geschnitten wird. Die Scheiben werden auf ein Tuch gelegt und halshoch eingeschlagen. Der Wickel wird umgelegt und mit einem Außentuch fixiert.

Achtung:
Zitronensaft wirkt hautreizend. Die Haut wird leicht gerötet, auch kann es zu einem Prickeln oder Jucken kommen. Daher abnehmen, wenn die Auflage unangenehm wird.

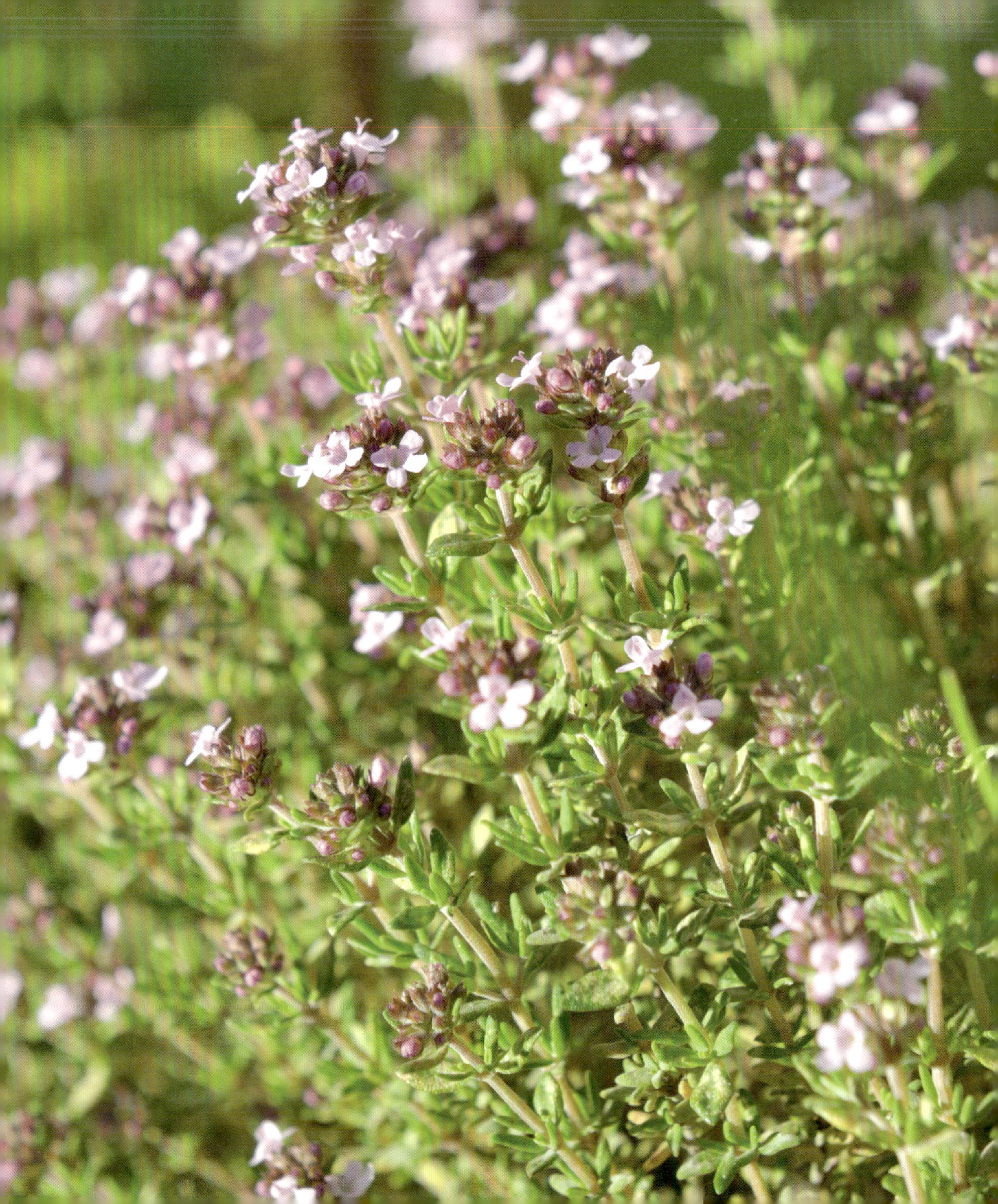

Husten und Bronchitis

Festsitzender, trockener Husten mit Wärmebedürfnis: Kartoffelauflage

Die Kartoffelauflage führt zu einer tiefen Durchwärmung und wirkt „befeuchtend“. Bei Husten hat es sich auch bewährt, eine Auflage auf der Brust und eine Auflage am Rücken zu machen. Dann insgesamt zwei „Kartoffelpäckchen“ vorbereiten. Die Kartoffelauflage kann auch bei Verspannungen im Nackenbereich angewendet werden, jedoch nicht nach frischen Verletzungen. Zur Vorbereitung der Kartoffelauflage siehe auch die Hinweise auf Seite 52ff.

Material	▪ 6–7 ungeschälte, weich gekochte, heiße Kartoffeln (eher mehlig kochend) ▪ 1 Innentuch (Geschirrtuch oder Mullwindel) ▪ 1 Zwischentuch (Frotteehandtuch) ▪ Küchenkrepp ▪ Sicherheitsnadeln, Leukoplast ▪ 1 Außentuch (z. B. Badetuch)
Durchführung	▪ Badehandtuch auf das Bett legen. ▪ Ungeschälte Kartoffeln etwas auskühlen lassen. ▪ Das Geschirrtuch (Innentuch) ausbreiten, Küchenkrepp darauflegen (damit sich die Kartoffeln später besser lösen lassen) und die Kartoffeln auf dem Küchenkrepp verteilen. ▪ Ein zweites Küchenkrepp darüberlegen. ▪ Die Kartoffeln mit der Hand oder einem Nudelholz zerdrücken.

	■ Das Tuch nach einer Seite einschlagen (etwa auf Brustgröße), so dass die Kartoffeln auf der anderen Seite nur mit einer Schicht Stoff bedeckt sind. ■ Das Tuch mit Sicherheitsnadeln und/ oder Leukoplast fixieren. ■ Noch einmal in ein Frotteehandtuch einschlagen. ■ Temperatur sorgfältig prüfen (an der Innenseite des Unterarms)! Kartoffeln sind sehr heiß! ■ Das Tuch mit der einlagigen Stoffseite auf die Brust im Bereich des Brustbeins auflegen (bzw. auch auf den Rücken) und mit dem Badehandtuch fixieren. ■ Mit einer Decke zudecken.
Anwendungsdauer	■ Solange die Auflage als angenehm empfunden wird.
Anwendungshäufigkeit	■ Maximal 1 x täglich
Gegenanzeigen	■ Verschlimmerung durch Wärme ■ Nach frischen Verletzungen im Anwendungsbereich ■ Bluthochdruck

Achtung:
Es kann sein, dass die Kompresse nach dem Anlegen immer noch als zu heiß empfunden wird. Dann sollte man sie abnehmen und etwas abkühlen lassen.

Sanfter Wickel bei Husten und Bronchitis: Bienenwachs-Brustauflage

Die Bienenwachs-Brustauflage erzeugt eine tiefe, langanhaltende Durchwärmung und einen besonders angenehmen Duft. Sie ist eine Anwendung, die mit wenigen Handgriffen gerade gegen Husten in der Nacht, aber auch bei Schmerzen im Nackenbereich hilft.

Man kann sie auch bei Einschlafstörungen verwenden, dann wird die Auflage etwas tiefer auf der Brust aufgelegt. In der Gegend des zusammenlaufenden Rippenbogens im Oberbauch befindet sich der Solar plexus, ein Nervengeflecht. Wärme an dieser Stelle wirkt allgemein entspannend.

Bienenwachsauflagen sind gerade für Kinder und ältere Menschen eine sehr angenehme Form der Anwendung, weil sie sanft erwärmen und sehr gut riechen.

Material	■ Bienenwachs-Brustauflage und Wolle-Seidensäckchen (Wachswerk, s. Bezugsadressen im Anhang) oder alternativ etwas Rohwolle ■ Enges Hemdchen oder Unterhemd ■ Föhn
Durchführung	■ Die Bienenwachs-Brustauflage vorsichtig mit dem Föhn erwärmen und auf die Brust im Bereich des Brustbeins legen. ■ Das Wolle-Seidensäckchen bzw. die Rohwolle darüberlegen. ■ Bienenwachsauflage und Wolle-Seidensäckchen werden mit einem engen Hemdchen, das darüber gezogen wird, fixiert.
Anwendungsdauer	Bis zu zwei Stunden

Anwendungshäufigkeit	Nach Bedarf
Gegenanzeigen	▪ Bekannte Allergie gegen Bienenprodukte ▪ Offene Wunden ▪ Empfindungsstörungen (Taubheitsgefühl)

Achtung:
Bei Verdacht auf Allergie ein kleines Stückchen der Bienenwachs-Brustauflage abschneiden, auf den Unterarm kleben und dort für 24 Stunden belassen. Kommt es während dieser Zeit zu einer allergischen Hautreaktion in dem behandelten Bereich, sollte die Auflage nicht angewendet werden.

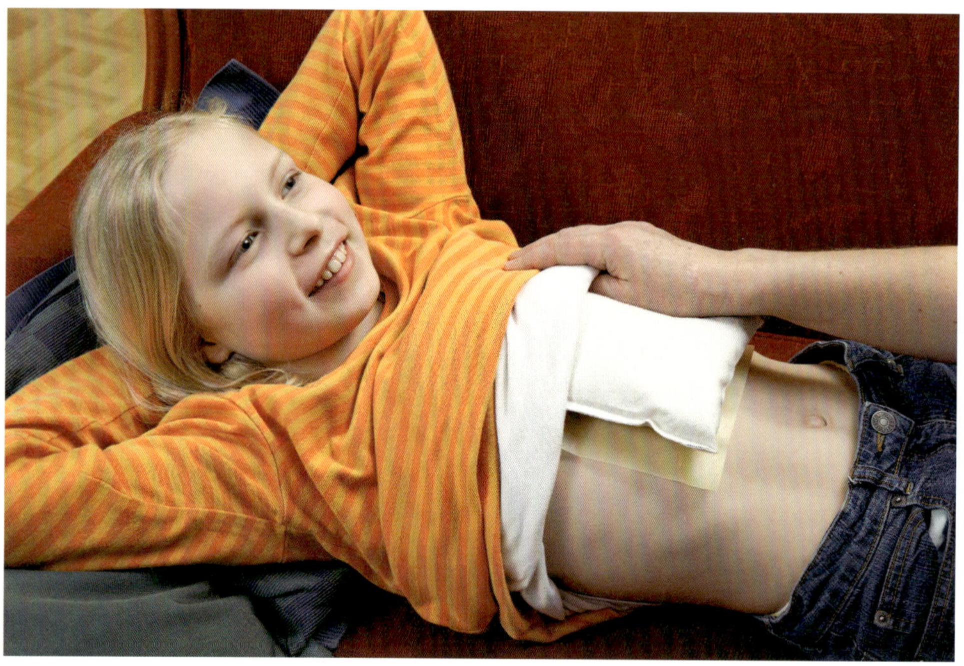

Krampfartiger Husten: Husten-Brustwickel Thymian 0,5 % für Kinder

Bei dem hier beschriebenen Husten-Brustwickel mit Thymian handelt es sich um eine Wachsfolie mit ätherischem Thymianöl (Wachswerk). Er erzeugt eine tiefe, langanhaltende Durchwärmung und einen besonders angenehmen Duft. Die Auflage wird bevorzugt bei starkem Hustenreiz, krampfartigem Husten und Keuchhusten eingesetzt.

Der Husten-Brustwickel kann bereits bei Kindern ab acht Wochen eingesetzt werden. Es handelt sich damit um eine risikoarme Anwendung des ätherischen Thymian-Öls.

Thymian wirkt krampflösend und antibakteriell. Das Thymiankraut selbst enthält das ätherische Öl, das für den charakteristischen Geruch verantwortlich ist, daneben Gerbstoffe, Bitterstoffe usw. Im ätherischen Öl ist vor allem das nach dem Thymian benannte Thymol, das in geringerer Menge auch in Bohnenkraut und Oregano enthalten ist, für den desinfizierenden und antibakteriellen Effekt verantwortlich.

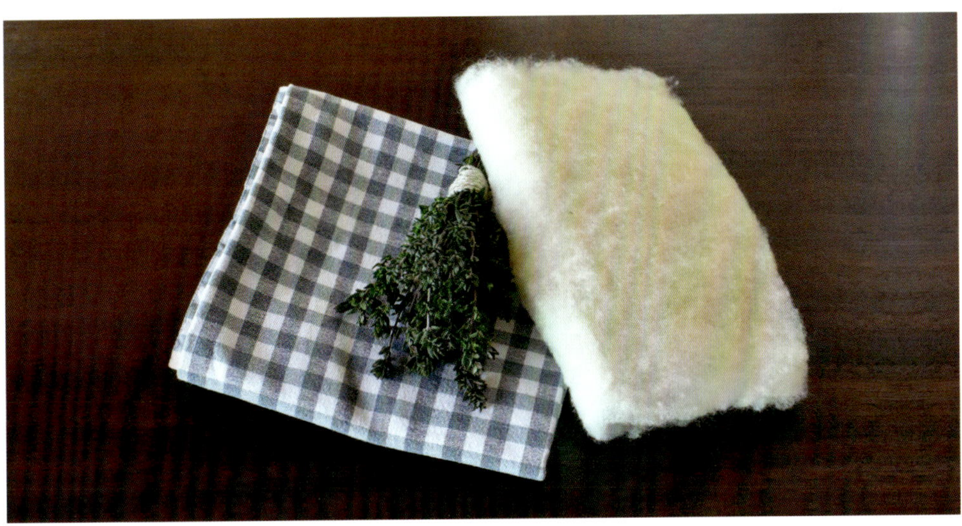

Material	▪ Husten-Brustwickel Thymian 0,5 % und Schafwollvlies (Wachswerk, s. Bezugsadressen im Anhang) oder alternativ etwas Rohwolle ▪ Enges Hemdchen oder Unterhemd ▪ Föhn
Durchführung	▪ Den Husten-Brustwickel vorsichtig mit dem Föhn erwärmen und auf die Brust im Bereich des Brustbeins legen. ▪ Das Schafwollvlies bzw. die Rohwolle darüberlegen. ▪ Husten-Brustwickel und Schafwollvlies werden mit einem engen Hemdchen, das darübergezogen wird, fixiert.
Anwendungsdauer	Bis zu zwei Stunden
Anwendungshäufigkeit	Nach Bedarf
Gegenanzeigen	▪ Bekannte Allergie gegen Bienenprodukte oder Thymian ▪ Offene Wunden ▪ Empfindungsstörungen (Taubheitsgefühl)

Achtung:
Thymian als reines ätherisches Öl kann bei Überdosierung zu Neben- und Umkehrwirkung bis hin zu Krampfneigung führen. Daher scheint die Anwendung in Form der Bienenwachsauflage am sichersten, da sie auch für Kinder genutzt werden kann.

Krampfartiger Husten: Thymiankompresse für Erwachsene

Die Ölkompresse mit Thymianöl wird bevorzugt bei starkem Hustenreiz, krampfartigem Husten und Keuchhusten eingesetzt. Sie ist deutlich intensiver als die gerade beschriebene Anwendung mit der Bienenwachsfolie und daher für Erwachsene oder ältere Kinder geeignet.

Thymian wirkt krampflösend und antibakteriell. Das Thymiankraut selbst enthält das ätherische Öl, das für den charakteristischen Geruch verantwortlich ist, daneben Gerbstoffe, Bitterstoffe usw. Im ätherischen Öl ist vor allem das nach dem Thymian benannte Thymol, das in geringerer Menge auch in Bohnenkraut und Oregano enthalten ist, für den desinfizierenden und antibakteriellen Effekt verantwortlich.

Material	▪ 1 Innentuch (z. B. Baumwolltuch oder Leinenläppchen) ▪ 1 Zwischentuch (z. B. Frotteehandtuch) ▪ 1 Außentuch (z. B. Badetuch oder Leintuch) ▪ 1–2 Tropfen ätherisches Thymianöl ▪ 10 ml Trägeröl (z. B. Olivenöl)
Durchführung	▪ 1–2 Tropfen ätherisches Öl mit 10 ml Trägeröl (1 EL fasst ca. 15 ml) mischen. 1 Tropfen ätherisches Öl auf 10 ml Trägeröl ergibt eine 0,5 %ige Mischung. Dies ist vorsichtig dosiert. ▪ Die Ölmischung auf das Innentuch träufeln. ▪ Tuch in fettabweisendes Butterbrotpapier einschlagen und zusammen mit dem Zwischentuch zwischen zwei Wärmflaschen erwärmen.

Durchführung	▪ Derweil im Bett das Außentuch ausbreiten und den Kranken dort lagern. ▪ Körperwarme Ölkrompesse ohne Butterbrotpapier mit der öligen Seite auf die Brust auflegen, das angewärmte Zwischentuch darüberlegen, mit dem Außentuch oder Kleidung fixieren. ▪ Nach Wunsch zusätzlich eine Wärmflasche auflegen (nicht bei Kindern, hier eher ein warmes Kirschkernkissen). ▪ Den Kranken gut zudecken, auf warme Füße achten.
Anwendungsdauer	Solange die Auflage als angenehm empfunden wird.
Anwendungshäufigkeit	1 x täglich, nach 5 Tagen 2 Tage Pause einlegen.
Gegenanzeigen	▪ Allergie gegen Thymian ▪ Allgemein erhöhte Reizbarkeit ▪ Parallel homöopathische Behandlung ▪ Abneigung gegen den Duft des Thymians

Achtung:
Thymian als reines ätherisches Öl kann bei Überdosierung zu Neben- und Umkehrwirkung bis hin zu Krampfneigung führen.

Husten mit Anspannung: Lavendelölkompresse

Lavendel wirkt aufgrund des enthaltenen Öls außerordentlich entspannend, harmonisierend und beruhigend, außerdem reiz- und krampflösend. Lavendel kann vor allem einen Ausgleich schaffen, wenn eine nervöse Überreiztheit vorliegt.

Der Wickel bietet sich vor allem bei Kindern an, die Thymianöl, Quark und Zitronen nicht akzeptieren, durch die Krankheit angestrengt und innerlich angespannt sind und nicht zur Ruhe kommen. Der Lavendelduft tut nicht nur den Bronchien gut, sondern bringt durch seinen angenehmen Duft in Kombination mit der Wärme des Wickels auch Entspannung, Ruhe und Schlaf.

Material	▪ 10 %iges Lavendelöl (Weleda, WALA) ▪ 1 Innentuch (Geschirrtuch, Mullwindel oder Stofftaschentuch, das insgesamt ca. 10 x 20 cm groß ist, ansonsten geht auch ein doppelt gefaltetes Papiertaschentuch) ▪ 1 Zwischentuch (eine breite Lage Baumwollwatte in ein Tuch eingewickelt) ▪ 1 Außentuch (z. B. Wolltuch, sollte groß genug sein, um es um den Brustraum zu wickeln) ▪ 2 Wärmflaschen ▪ Fettdichtes Butterbrotpapier (3 x so groß wie Innentuch)
Durchführung	▪ 10 %iges Lavendelöl auf das Innentuch träufeln (für einen Halswickel: 5–10 Tropfen, für einen Brustwickel: 10–15 Tropfen). ▪ Die Wärmflaschen flach mit heißem Wasser füllen. ▪ Das Innentuch in Butterbrotpapier einschlagen und zwischen den Wärmflaschen anwärmen.

	■ Derweil das Außentuch auf dem Bett ausbreiten und den Kranken dort lagern. ■ Die körperwarme Ölkompresse (ohne Butterbrotpapier) mit der öligen Seite straff auf die Brust auflegen, das Zwischentuch darüberlegen, mit dem Außentuch oder der Kleidung fixieren. ■ Den Kranken gut zudecken, auf warme Füße achten. ■ Die Auflage kann über Nacht aufliegen.
Anwendungsdauer	Solange die Auflage als angenehm empfunden wird.
Anwendungshäufigkeit	1 x täglich, nach 5 Tagen 2 Tage Pause einlegen.
Gegenanzeigen	■ Allergie gegen Lavendel ■ Abneigung gegen Lavendelduft
Weitere Hinweise	Lavendel sollte nicht auf Dauer angewendet werden, sonst kann es zum gegenteiligen, also einem anregenden Effekt kommen.

Achtung:
Es kann sein, dass die Ölkompresse nach dem Anlegen immer noch als zu heiß empfunden wird. Dann sollte man sie etwas abkühlen lassen.

Muskeln, Knochen, Gelenke

Nackenverspannung: Zappsack®

Der Zappsack® ist eine Naturkompresse, die mit Ingwer, Gerste, Weizen und Hafer gefüllt ist. Er wirkt entspannend. Der Zappsack® wird in diesem Ratgeber mehrfach empfohlen. Hier möchten wir die Variante für die Nackenmuskulatur empfehlen, die lang und schmal ist (70 x 17 cm) und sich hervorragend um den Hals bzw. auf die Schultern legen lässt, ob im Bett oder einfach mal zwischendurch.

Material	▪ Zappsack® (Bezugsadresse s. Anhang)
Durchführung	▪ Zappsack® in der Mikrowelle oder im Backofen nach Vorschrift erwärmen. ▪ Auf die verspannte Nackenpartie auflegen.
Gegenanzeigen	▪ Allergie gegen Ingwer, Gerste, Weizen, Hafer ▪ Migräneartige Kopfschmerzen mit Hitze, dann eher kalte Anwendung
Weitere Hinweise	Der Zappsack® kann auch angewendet werden, wenn Kopfschmerzen durch eine verspannte Nackenmuskulatur verursacht werden.

Muskel- und Gelenkschmerzen: Heublumensäckchen

Das warme Heublumensäckchen fördert die Durchblutung und regt den Stoffwechsel an.

Material	■ Heublumensäckchen (Apotheke, Reformhaus) ■ 1 Sieb ■ 1 Kochtopf ■ 1 Außentuch
Durchführung	■ Heublumensäckchen im Sieb über Wasserdampf erwärmen. ■ Auf die schmerzende Stelle legen und mit dem Außentuch fixieren.
Anwendungsdauer	Solange die Auflage als angenehm empfunden wird.
Anwendungshäufigkeit	1 x täglich
Gegenanzeigen	■ Heuschnupfen ■ Offene Hautverletzungen ■ Empfindungsstörungen (Taubheitsgefühle) und Durchblutungsstörungen
Weitere Hinweise	Heublumensäckchen können 2–3 x verwendet werden.

Akute Gelenkentzündung mit Hitze: Kühles Erbsensäckchen

Die Empfehlung, gekühlte Erbsensäckchen bei Gelenkschmerzen zu verwenden, stammt von Annegret Sonn, der „Wickelfachfrau". Sie empfiehlt es bei Gelenkentzündungen mit Hitze – dies bedeutet, dass die Gelenke rot, schmerzhaft und geschwollen sind. Kälte wirkt schmerzlindernd und abschwellend.

Material	▪ Getrocknete Schälerbsen ▪ Leinenstoff
Durchführung	▪ 3–4 Erbsensäckchen herstellen: 1 Leinensäckchen nähen (ca. 15 x 15 cm) und zu zwei Dritteln mit getrockneten Schälerbsen füllen. ▪ Erbsensäckchen im Gefrierfach über mehrere Stunden kühlen. ▪ Jeweils ein Säckchen auf die betroffene Stelle legen.
Anwendungsdauer	Wenn das Säckchen warm wird, gegen ein kaltes austauschen.
Anwendungshäufigkeit	Solange die Kälte als angenehm empfunden wird.
Gegenanzeigen	▪ Durchblutungsstörungen ▪ Empfindungsstörungen (Taubheitsgefühle) ▪ Sehr alte Menschen ▪ Ausgekühlte Menschen

Akute Gelenkentzündung mit Hitze: Kühle Quarkauflage

Wie das Erbsensäckchen wird auch die Quarkauflage bei „Hitze" eingesetzt, d.h. bei roten, schmerzenden, heißen Gelenken. Quark wirkt besonders gut bei so genannten „Hitze-Typen", also Menschen, die schnell ein rotes Gesicht bekommen und schwitzen. Quark wirkt kühlend, entzieht Wärme, lindert Schmerzen und unterstützt die Abschwellung.

Material	■ Ca. 250 g naturbelassener, zimmerwarmer Magerquark, frisch aus der Packung ■ 1 Sieb ■ 1 Schüssel ■ 1 Innentuch (große Kompresse) ■ Evtl. 1 Mullbinde zum Fixieren ■ Nässeschutz (Moltonauflage, Handtuch)
Durchführung	■ Den Quark im Sieb abtropfen lassen. ■ Einen Nässeschutz unterlegen, falls Molke ausläuft. ■ Die Kompresse auslegen und ca. 0,5 cm dick mit Quark bestreichen. Die Tuchränder nach einer Seite einschlagen, so dass ein Päckchen entsteht. ■ Mit der einseitigen Stoffseite auf das betroffene Gelenk legen. ■ Bei Bedarf mit der Mullbinde locker fixieren (Bild 2).

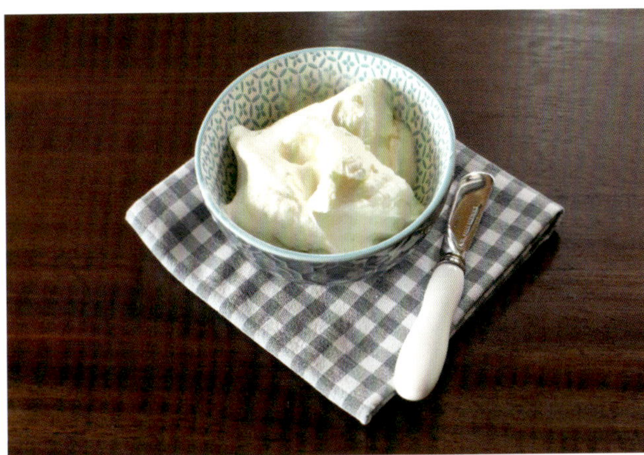

Bild 1:
Die Quarkkompresse wird vorbereitet

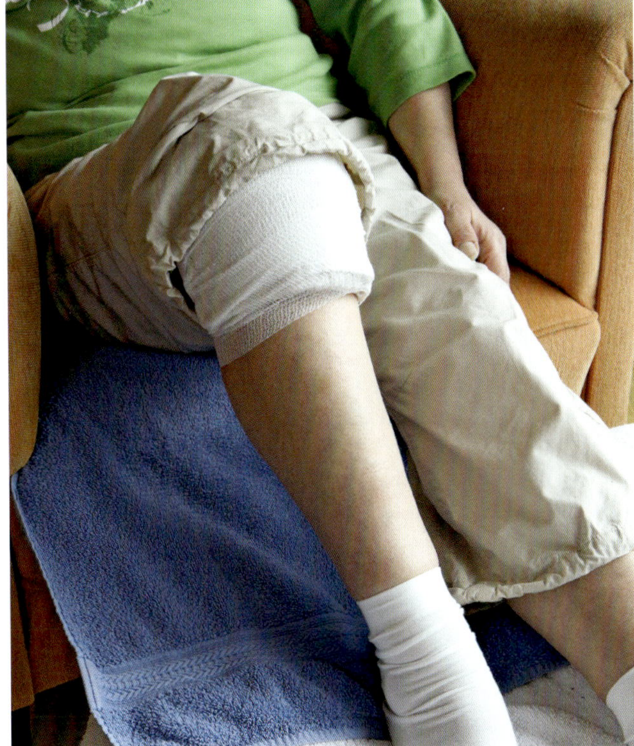

Bild 2:
Mit der Mullbinde fixierte Quarkkompresse

Anwendungsdauer	■ Solange die Kühlung angenehm ist und bis der Quark einzutrocknen beginnt. ■ Bei akut entzündlichen Prozessen max. 20 Minuten (auch hier Gefahr der Überwärmung durch angetrockneten Quark und Wärmestau). ■ Nach dem Abnehmen betroffenes Körperteil zudecken, damit es nicht auskühlt.
Anwendungshäufigkeit	1 x täglich
Gegenanzeigen	■ Milchweißallergie ■ Offene Wunden (Infektionsrisiko)

Achtung:
Da sich Quark gut modellieren lässt und man während eines Wickels ruhen soll, muss die Auflage nicht unbedingt fixiert werden. Wenn es Ihnen angenehmer ist, können Sie eine Mullbinde locker um die Auflage wickeln. Achten Sie bei einer Quarkauflage immer darauf, einen Nässeschutz in das Bett, auf das Sofa oder auf den Sessel zu legen, falls der Quark tropft!

Akute Gelenkschmerzen mit Hitze: Retterspitzauflage

Retterspitz® ist eine Kräutertinktur, die Thymol, Rosmarinöl, Arnikatinktur, Zitronensäure und denaturiertes Hühnerei enthält. Es ist eine Alternative zu einem kühlenden Quarkwickel oder einem Erbsensäckchen bei Gelenkschmerzen.

Angewendet wird die Auflage immer dann, wenn eine kühlende Wirkung angestrebt wird, so z.B. bei Arthritis, Arthrose, Gelenkerguss, Prellung, Gicht. Retterspitzauflagen wirken entzündungshemmend, schmerzlindernd, abschwellend und kühlend.

Material	■ Retterspitz® äußerlich ■ 1 Schüssel ■ 1 Innentuch (Geschirrtuch, Kompresse oder Stofftaschentuch) ■ 1 Außentuch (Moltontuch, Frotteetuch) ■ Leukoplast oder Mullbinde
Durchführung	■ Retterspitz® nach Anleitung 1 : 1 in einer Schüssel mit Wasser verdünnen. ■ Kompresse oder Geschirrtuch darin tränken und auswringen. ■ Kompresse auf das Gelenk legen bzw. das Gelenk damit umwickeln, straffziehen. ■ Mit Außentuch und Klebestreifen oder Mullbinde fixieren.
Anwendungsdauer	Bis zu 90 Minuten
Anwendungshäufigkeit	1 x täglich, bis Besserung eintritt.
Gegenanzeigen	Allergie gegen einen der Bestandteile von Retterspitz (Eiweiß, Thymol, Rosmarinöl, Arnikatinktur, Zitronensäure, Hühnerei)

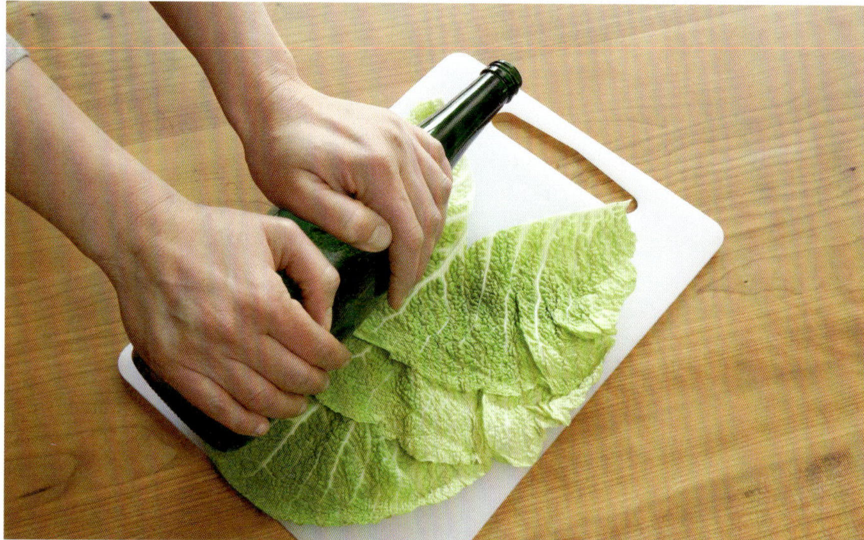

Bild 1:
Rollen der
Kohlblätter

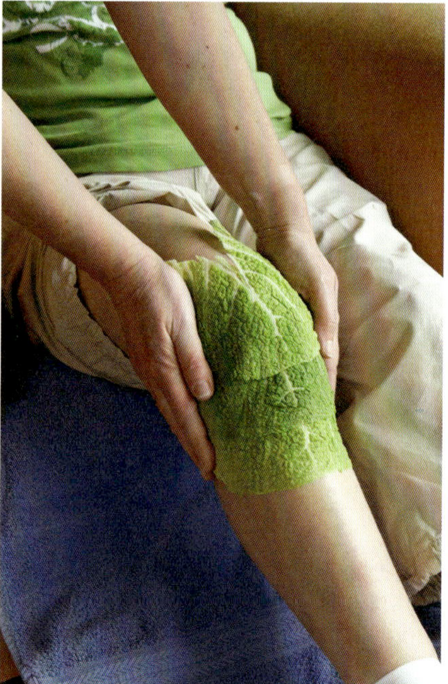

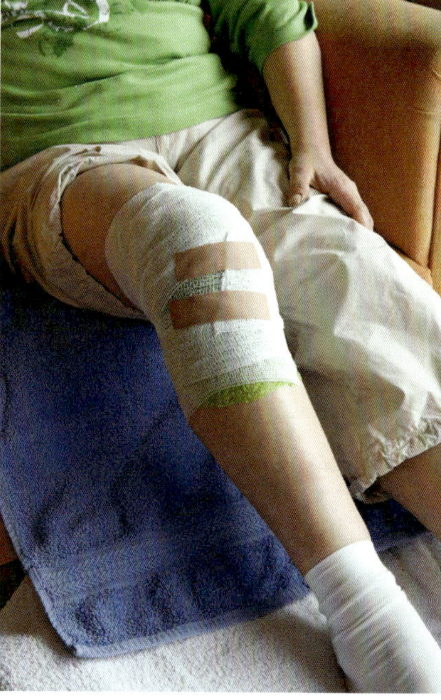

Bild 2 & 3:
Auflage der
Blätter und
Fixieren der
Kohlblätter

Akute Gelenkentzündung bei Rheuma und Gicht: „Entgiftende“ Kohlauflage

Kohlauflagen werden eingesetzt bei Gelenkschmerzen aufgrund von Gicht, Arthrose oder Rheuma, ebenso bei Gelenkergüssen. Nach Annegret Sonn wird Wirsing eher bei Entzündungen und Verletzungen der Gelenke und Gicht, Weißkohl eher bei Gelenkergüssen eingesetzt.

Kohl wirkt über die Haut entgiftend und desinfizierend. Zudem wirken die Kohlblätter auf der Haut leicht kühlend.

Material	▪ Die dunklen äußeren Blätter von Weißkohl oder Wirsing ▪ Kompresse ▪ Mullbinde oder elastische Binde zum Fixieren ▪ 1 Messer ▪ 1 Resopalbrettchen (kein Holzbrettchen verwenden, saugt zu viel Kohlsaft auf) ▪ Saubere, glatte Glasflasche (kein Nudelholz, saugt ebenfalls zu viel Kohlsaft auf)
Durchführung	▪ Kohlblätter abwaschen, trocken tupfen und dicke Blattadern herausschneiden, damit es nicht zu schmerzhaftem Druck kommt. ▪ Blätter auf einem Resopalbrettchen mit einer sauberen und glatten Glasflasche rollen, bis etwas Saft austritt (Bild 1). ▪ Die Kohlblätter dachziegelartig überlappend von unten nach oben auf das Gelenk auflegen und mit der Kompresse bedecken (Bild 2). Je nach Größe der Blätter und Größe des behandelten Bereiches werden 2–4 Blätter

	verwendet. Bei kleineren Knien und großen Blättern ist es sinnvoll, die Blätter in zwei Hälften zu schneiden. Wichtig ist, dass die Auflage angenehm ist und nicht drückt. ▪ Mit Mullbinde oder elastischer Binde umwickeln und fixieren (Bild 3). Sollten Sie beobachten, dass die Auflage feucht wird und die Flüssigkeit durch die Binde tritt, ist es sinnvoll, zunächst ein Außentuch aufzulegen und erst dann mit der Mullbinde oder einer elastischen Binde zu fixieren.
Anwendungsdauer	▪ Mindestens eine Stunde, am besten über Nacht ▪ Abnehmen, wenn die Schmerzen sich verstärken oder der Kohl sich verfärbt.
Anwendungshäufigkeit	▪ 1–2 x täglich
Weitere Hinweise	Wenn keine Besserung eintritt, sollte auf eine weitere Anwendung verzichtet werden.

Arthrose mit Kältegefühl: Wärmende Bockshornkleeauflage

Bockshornkleesamen kennen wir aus der Currymischung, in der sie die Hauptbestandteile sind. Bockshornklee ist eine hervorragende verdauungsanregende Pflanze für die innere Anwendung.

Äußerlich wirken Bockshornkleeauflagen wärmend, entzündungshemmend und schmerzlindernd. Bockshornkleesamen erhalten Sie in der Apotheke. Sie sollten dort frisch gemahlen und dann gut verschlossen aufbewahrt werden.

Material	▪ Bockshornkleesamen, gemahlen als Pulver ▪ 1 kleine Schüssel ▪ 1 Innentuch (Geschirrtuch, Mullwindel, Stofftaschentuch oder Kompresse) ▪ 1 Außentuch (Mullbinde oder Frotteehandtuch) ▪ Evtl. ein Wattepäckchen
Durchführung	▪ Für das Kniegelenk 4–5 gestrichene EL gemahlene Bockshornkleesamen mit heißem Wasser zu einer streichfähigen Paste verrühren. ▪ Tuch oder Kompresse ausbreiten und die Paste etwa 1 cm dick aufstreichen. Die Tuchseiten nach einer Seite einschlagen, so dass ein Päckchen entsteht. ▪ Mit der einlagigen Stoffseite auf das betroffene Gelenk auflegen. ▪ Evtl. Wattepäckchen auflegen, um die Wärme etwas besser zu halten. ▪ Mit der Mullbinde oder dem Frotteetuch fixieren.

Anwendungsdauer	■ Solange die Auflage warm bleibt.
Anwendungshäufigkeit	■ Als Kur 1 x täglich über 10–14 Tage
Gegenanzeigen	■ Akute Arthritis ■ Hautempfindlichkeit ■ Allergische Reaktion auf Bockshornklee

Achtung:
Am Anfang kann die Auflage sehr heiß sein. Bitte an der Innenseite des Unterarmes die Wärmeverträglichkeit testen.

Chronische rheumatische Beschwerden mit Wettergefühl: Fangokompresse

Die Fangokompresse entwickelt mit der Zeit eine intensive Wärme. Sie wird eingesetzt bei chronischen rheumatischen Beschwerden und Spannungsschmerzen wie Rücken- oder Nackenschmerzen.

Material	■ Fangokompresse (aus der Apotheke!) ■ 1 Zwischentuch ■ 1 Außentuch ■ 1 kleine Schüssel mit heißem Wasser
Durchführung	■ Fangokompresse nach Anleitung in heißem Wasser erwärmen, durchkneten und glattstreichen. ■ Außentuch und Zwischentuch bereitlegen. ■ Die heiße Kompresse auf die betroffene Stelle legen, dabei die Temperatur prüfen.

	■ Wenn die Temperatur angenehm ist, den schmerzenden Bereich erst mit dem Zwischentuch, dann mit dem Außentuch straff umwickeln. ■ Nach dem Abnehmen der Fangopackung die Haut mit Öl leicht massieren. ■ Zudecken und nachruhen.
Anwendungsdauer	30–60 Minuten
Anwendungshäufigkeit	1 x täglich
Gegenanzeigen	■ Kleine Kinder ■ Menschen mit Empfindungsstörungen (Taubheitsgefühle) ■ Ausgeprägte Durchblutungsstörungen im Auflagenbereich

Schmerzen in der Lendenwirbelsäure: Ingwerauflage

Ingwerauflagen fördern die Durchblutung. Die Wärmewirkung ist tief und angenehm. Anders als bei einer feucht-warmen Auflage mit reinem Wasser lässt sie nicht nach, wenn die Auflage abgenommen wird, sondern breitet sich weiter aus.

Die Reaktionslage jedes Menschen ist unterschiedlich. Ziel dieser Auflage ist eine leicht reizende, prickelnde Wirkung auf der Haut mit einer tiefen Durchwärmung.

Material	■ 2 EL Ingwerpulver aus der Apotheke (frisch gemahlen!) oder 5 EL fein gespaltete, frische Ingwerwurzel ■ 1 Messbecher ■ 1 Schüssel ■ 1 Sieb ■ Heißes Wasser ■ 1 Innentuch (Geschirrtuch oder Mullwindel) ■ 1 Zwischentuch (wenn als Außentuch ein Wolltuch verwendet wird, um dieses zu schützen) ■ 1 Auswringtuch (Geschirrtuch) ■ 1 Außentuch (Frotteebadetuch oder Wolltuch) ■ Eieruhr
Durchführung	■ Das Ingwerpulver oder die geriebene frische Wurzel mit 150 ml heißem Wasser anrühren, 5–10 Minuten zugedeckt stehen lassen und anschließend durch ein kleines Sieb (nehmen Sie ein Sieb speziell für die Wickel) in eine Schüssel abseihen.

<table>
<tr><td></td><td>
<ul>
<li>In dieser Zeit das Außentuch auf dem Bett in Höhe der Lendenwirbelsäule auslegen.</li>
<li>Das Innentuch so falten, dass der untere Rücken bedeckt werden kann.</li>
<li>Das Innentuch einrollen und in das Auswringtuch, dessen Enden länger sind und über die Schüssel mit heißem Wasser hinausreichen, einwickeln.</li>
<li>Innentuch und Auswringtuch in den heißen Ingwertee tauchen, gut vollsaugen lassen.</li>
<li>Mithilfe des Auswringtuches das Innentuch sehr gut auswringen.</li>
<li>Die Wärme des Innentuches an der Pulsseite des eigenen Handgelenkes prüfen und im Bereich des unteren Rückens auflegen.</li>
<li>Nachfragen, ob die Temperatur angenehm ist.</li>
<li>Anschließend das Außentuch straff darüberwickeln und die Kleidung glattziehen.</li>
<li>Den Kranken gut zudecken, die Füße sollen warm sein.</li>
<li>Ein leichtes Prickeln oder Kribbeln im Auflagenbereich ist normal. Wenn die Auflage unangenehm ist, sollte sie abgenommen werden.</li>
<li>Nach der Anwendung die Haut gut abtrocknen, den Kranken noch einmal in das trockene Außentuch einhüllen, warm zudecken und nachruhen lassen.</li>
</ul>
</td></tr>
<tr><td>Anwendungsdauer</td><td>Nicht länger als 20–30 Minuten</td></tr>
<tr><td>Anwendungshäufigkeit</td><td>1 x täglich, höchstens 5 Tage hintereinander, dann 2 Tage Pause einlegen.</td></tr>
</table>

Gegenanzeigen	▪ Interessanterweise ist bei diesem Wickel im Rahmen einer Studie beobachtet worden, dass er bei psychischer Labilität und Neigung zu Depressionen die Beschwerden verstärken kann. ▪ Unverträglichkeit von Ingwer ▪ Überempfindlichkeit der Haut ▪ Niereninsuffizienz

Achtung:
Bei einer akuten Nervenentzündung (z. B. des Ischias) keine Ingwerauflage im Bereich der Lendenwirbelsäule!

Herz-Kreislauf

Gereizte, entzündete Venen und Krampfadern: Quarkauflage

Quark entzieht Hitze. Er wirkt entzündungshemmend, schmerzlindernd, kühlend und reizlindernd. Die Durchführung der Quarkauflage bei entzündeten Venen und Krampfadern entspricht der Durchführung der Quarkauflage bei Gelenkschmerzen, illustriert auf Seite 77.

Material	▪ 1 Innentuch (Kompresse) ▪ 1 Zwischentuch (Mullbinde, Küchen- oder Geschirrtuch) ▪ Zimmerwarmer (!) naturbelassener Quark (Fettstufe unerheblich) ▪ 1 Messer oder Spatel ▪ Nässeschutz (z. B. Moltontuch)
Durchführung	▪ Die Kompresse auseinanderfalten und einen breiten Streifen Quark auftragen. ▪ Die Tuchränder nach einer Seite einschlagen, so dass ein Päckchen entsteht und mit der einlagigen Stoffseite auflegen. ▪ Mit einer Mullbinde oder einem Tuch fixieren. ▪ Einen Nässeschutz unterlegen, falls Molke ausläuft. ▪ Nach der Behandlung die Haut trocken tupfen. ▪ Zudecken und nachruhen.
Anwendungsdauer	Maximal 20 Minuten, spätestens abnehmen, wenn Quark eintrocknet bzw. wenn es unangenehm wird.

Anwendungshäufigkeit	Ein- bis mehrmals täglich, je nachdem, wie angenehm die Auflage empfunden wird.
Gegenanzeigen	▪ Allergie gegen Milcheiweiß ▪ Offene Wunden (Ulcus cruris)

Überanstrengung nach langem Stehen oder Gehen: Wadenwickel

Wadenwickel sind erfrischend, straffen das Gewebe und lindern Schmerzen.

Material	▪ 1 Außentuch (großes Badetuch) ▪ 2 Innentücher (Geschirrtücher oder Mullwindeln) ▪ 1 Schüssel mit 2 Litern kühlem Wasser
Durchführung	▪ Raum lüften, aber für angenehme Raumtemperatur sorgen, die Socken anlassen. ▪ Badetuch unter den Waden im Bett ausbreiten. ▪ 2 Geschirrtücher oder Mullwindeln im Wasser tränken, gut auswringen (darf nicht mehr tropfen) und dann locker zwischen Knien und Knöcheln anlegen, dabei die Gelenke freilassen. ▪ Die Beine locker mit dem Badetuch überdecken.

	■ Sobald die Innentücher körperwarm sind und zu trocknen beginnen (nach 5–10 Minuten), können sie ausgewaschen und erneut in dem Wasser getränkt und angelegt werden. ■ Nach dem Abnehmen der Wickeltücher die Beine frottieren.
Anwendungsdauer	10 Minuten
Anwendungshäufigkeit	1 x täglich
Gegenanzeigen	■ Kalte Füße und kalte Beine ■ Frösteln und Zittern ■ Kreislaufinstabilität

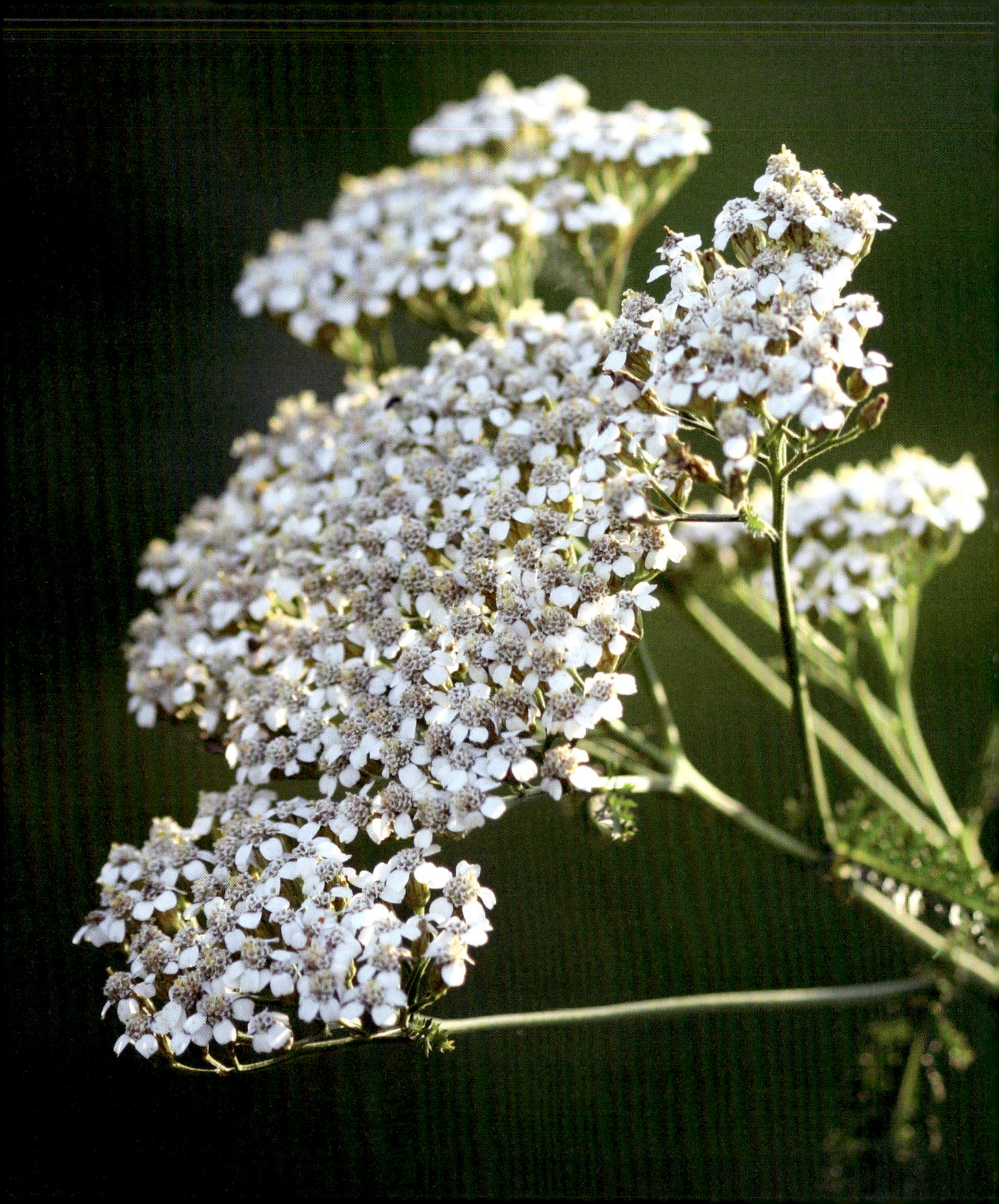

Darm, Leber, Niere

Darmkrämpfe: Feucht-warme Bauchauflage mit Kamillentee

Bauchauflagen mit Kamillentee wirken entkrampfend. Die Kamillenteeauflage kann auch bei Bauchschmerzen durch Blähungen, Darmträgheit oder bei Menstruationskrämpfen eingesetzt werden.

Material	▪ 1 Innentuch (Geschirrtuch oder Mullwindel) ▪ 1 Zwischentuch (Geschirrtuch) ▪ 1 Außentuch (großes Badetuch, großes Wolltuch) ▪ 1 Auswringtuch (Geschirrtuch) ▪ 1 Schüssel mit heißem Kamillentee (dafür 2 gehäufte TL Kamillenblüten mit ½ Liter kochendem Wasser übergießen, zugedeckt 3 Minuten ziehen lassen, abseihen) ▪ 1 Wärmflasche mit heißem Wasser
Durchführung	▪ Außentuch vorwärmen (z. B. mit einer Wärmflasche oder auf der Heizung). ▪ Innentuch auf ca. DIN A4-Größe falten und von beiden Seiten zur Mitte hin aufrollen. Das Tuch längs in das Auswringtuch schlagen und so in die Schüssel legen, dass die Enden des Auswringtuches aus der Schüssel heraushängen. Tücher mit Tee übergießen und sehr gut auswringen. ▪ Außentuch auf das Bett legen, den Kranken darauflegen.

	■ Sobald die Temperatur des Innentuches auf angenehme Hitze abgekühlt ist (Kontrolle am Handgelenk), wird die Auflage auf den Bauch gelegt und ein Zwischentuch darübergelegt. ■ Den Körper nun mit dem Außentuch faltenfrei und eng umwickeln. ■ Wärmflasche auf den betroffenen Bereich legen, um die Wirkung zu verstärken. ■ Nach der Anwendung den Bauch abtrocknen, den Kranken gut zudecken und ruhen lassen.
Anwendungsdauer	20–30 Minuten bzw. solange die Anwendung als angenehm empfunden wird.
Anwendungshäufigkeit	Maximal 2 x täglich
Gegenanzeigen	■ Verdacht auf Blinddarmentzündung ■ Akute Bauchschmerzen ■ Bauchspeicheldrüsenentzündung ■ Durchfall ■ Fieber ■ Allergie gegen Kamille und andere Korbblütler (z. B. Ringelblume, Schafsgarbe, Gänseblümchen, Sonnenblume, Arnika)

Achtung:
Bei Verdacht auf Korbblütler-Allergie zunächst an einem kleinen Hautareal testen.

Zur Anregung der Leber: Feucht-warme Leberauflage

Feuchte Leberauflagen fördern die Durchblutung der Leber und führen damit zu einer Anregung der Verdauung und einer verstärkten Entgiftung.

Material	■ 1 Innentuch (Geschirrtuch oder Mullwindel) ■ 1 Zwischentuch ■ 1 Außentuch ■ 1 Auswringtuch (Geschirrtuch) ■ Schüssel mit heißem Wasser oder Schafgarbentee (dafür 2 gehäufte TL Schafgarbenkraut mit ½ Liter kochendem Wasser übergießen, zugedeckt 3 Minuten ziehen lassen, abseihen) ■ 1 Wärmflasche mit heißem Wasser gefüllt
Durchführung	■ Das Außentuch vorwärmen (z. B. mit einer Wärmflasche oder auf der Heizung). ■ Das Innentuch auf ca. DIN A4-Größe falten, von beiden Seite zur Mitte hin aufrollen. ■ Das Innentuch längs in das Auswringtuch schlagen und so in die Schüssel legen, dass die Enden des Auswringtuches aus der Schüssel heraushängen. ■ Mit Tee übergießen und sehr gut auswringen. ■ Das Außentuch auf das Bett legen, den Kranken darauflegen.

	■ Sobald die Temperatur des Innentuches auf angenehme Hitze abgekühlt ist (Kontrolle am Handgelenk), wird die Auflage auf den rechten Oberbauch gelegt und mit einem Zwischentuch bedeckt. ■ Den Kranken mit dem Außentuch faltenfrei und eng umwickeln, gut zudecken und eine Wärmflasche auf den betroffenen Bereich legen.
Anwendungsdauer	Ca. 30 Minuten
Anwendungshäufigkeit	Regelmäßig oder als Kur, insbesondere bei Fastenkuren oder an Entlastungstagen
Gegenanzeigen	■ Akute Leberentzündung ■ Gallenblasenentzündung

Zur Anregung der Nieren: Ingwerauflage

Wie schon weiter oben berichtet, fördern Ingwerauflagen die Durchblutung, regen den Stoffwechsel und damit auch die Ausscheidungsfunktion der Nieren an.

Die Ingwerauflage wirkt auf die Haut ähnlich wie die Senfmehlauflage, jedoch viel milder. Die Wärmewirkung ist tiefer und feiner und lässt, anders als bei einer feucht-warmen Auflage mit reinem Wasser, nicht nach, wenn die Auflage abgenommen wird, sondern breitet sich weiter aus.

Die Reaktionslage jedes Menschen ist unterschiedlich. Ziel dieser Auflage ist eine leicht reizende, prickelnde Wirkung auf der Haut mit einer tiefen Durchwärmung.

Material	■ 2 EL Ingwerpulver aus der Apotheke (frisch gemahlen!) oder 5 EL fein geraspelte, frische Ingwerwurzel ■ 1 Messbecher ■ 1 Schüssel ■ 1 Sieb ■ Heißes Wasser ■ 1 Innentuch (Geschirrtuch oder Mullwindel) ■ 1 Zwischentuch (wenn als Außentuch ein Wolltuch verwendet wird, um dieses zu schützen) ■ 1 Auswringtuch (Geschirrtuch) ■ 1 Außentuch (Frotteebadetuch oder Wolltuch) ■ Eieruhr
Durchführung	■ Das Ingwerpulver oder die geriebene frische Wurzel mit 150 ml heißem Wasser anrühren, 5–10 Minuten zugedeckt stehen lassen und anschließend durch ein kleines Sieb (nehmen Sie ein Sieb speziell für die Wickel) in eine Schüssel abseihen. ■ In dieser Zeit das Außentuch auf dem Bett in Nierenhöhe auslegen. ■ Das Innentuch so falten, dass beide Nieren – sie befinden sich direkt unterhalb des Rippenbogens am Rücken – bedeckt werden können. ■ Das Innentuch einrollen und in das Auswringtuch, dessen Enden länger sind und über die Schüssel mit heißem Wasser hinausreichen, einwickeln.

	■ Innentuch und Auswringtuch in den heißen Ingwertee tauchen, gut vollsaugen lassen. ■ Mithilfe des Auswringtuches das Innentuch sehr gut auswringen. ■ Die Wärme des Innentuches an der Pulsseite des eigenen Handgelenkes prüfen und im Nierenbereich des Kranken auflegen. ■ Nachfragen, ob die Temperatur angenehm ist. ■ Anschließend das Außentuch straff darüberwickeln und die Kleidung glattziehen. ■ Den Kranken gut zudecken, die Füße sollen warm sein. ■ Ein leichtes Prickeln oder Kribbeln im Auflagenbereich ist normal. Wenn die Auflage unangenehm ist, sollte sie abgenommen werden. ■ Nach der Anwendung die Haut gut abtrocknen, den Kranken noch einmal in das trockene Außentuch einhüllen, warm zudecken. ■ Nachruhen.
Anwendungsdauer	Nicht länger als 20–30 Minuten
Anwendungshäufigkeit	1 x täglich, höchstens 5 Tage hintereinander, dann 2 Tage Pause einlegen

Gegenanzeige	■ Neigung zu Depressionen: Interessanterweise ist bei diesem Wickel im Rahmen einer Studie beobachtet worden, dass er bei psychischer Labilität und Neigung zu Depressionen die Beschwerden verstärken kann. ■ Unverträglichkeit von Ingwer ■ Überempfindlichkeit der Haut ■ Niereninsuffizienz

Achtung:
Die Ingwerauflage dient dazu, die Ausscheidung über die Nieren anzuregen. Bitte besprechen Sie die Anwendung mit Ihrem behandelnden Arzt.
Zu Beginn kann die Auflage sich kühl anfühlen, die Wärme entwickelt sich jedoch im Laufe der Zeit.

Stillzeit und Menstruationsbeschwerden

Beginnende Brustdrüsenentzündung: Quarkauflage

Quark entzieht Hitze. Er wirkt entzündungshemmend, schmerzlindernd, kühlend und reizlindernd.

Material	■ 1 Innentuch (z. B. Mullkompresse oder Stofftaschentuch) ■ 1 Außentuch (Windel, Geschirrtuch) ■ Naturbelassener zimmerwarmer (!) Quark (Fettstufe unerheblich), frisch aus der Packung; auch für die nächste Anwendung immer frischen Quark nehmen. ■ Mullbinde zum Fixieren ■ 1 Messer ■ Nässeschutz (z. B. Molton-Bettunterlage)
Durchführung	■ Nässeschutz unterlegen (die im Quark enthaltene Molke läuft aus). ■ Das Innentuch auslegen und den Quark ca. 0,5–1 cm dick aufstreichen. Gut eignen sich Mullkompressen (10 x 10 cm). ■ Die Tuchränder nach einer Seite einschlagen, so dass ein Päckchen entsteht und mit der einlagigen Stoffseite auf den beroffenen Brustbereich legen. ■ Nach Bedarf mit einer Mullbinde leicht befestigen.

	■ Nach der Behandlung die Haut trocken tupfen. ■ Nachruhen.
Anwendungsdauer	Maximal 20 Minuten, spätestens abnehmen, wenn Quark eintrocknet; abnehmen, wenn die Quarkauflage der Wöchnerin unangenehm wird.
Amwendungshäufigkeit	Mehrmals täglich
Gegenanzeigen	■ Allergie gegen Milcheiweiß ■ Offene Wunden (Infektionsgefahr)

Achtung:
Auf jeden Fall muss gerade bei dieser Anwendung ein Wärmestau verhindert werden, der entsteht, wenn der Quark warm und fest wird.

Menstruationsbeschwerden: Feucht-warme Auflage im Rücken

Eine feucht-warme Auflage wirkt entspannend und krampflösend. Es gibt Hitze- und Kältetypen, d. h. Menschen, denen eher Kälte- oder solche, denen eher Wärmeanwendungen guttun. Die beschriebene Wärmeanwendung ist für Frauen geeignet, die unter zu viel „Kälte“ leiden, denen also Wärme guttut. Ist dies nicht der Fall, haben Sie den Eindruck, dass Ihnen ohnehin zu heiß ist, sollten Sie statt einer Wärmflasche oder eines erwärmten Kirschkernkissens ein gekühltes Kirschkernkissen anwenden.

Material	■ 1 Wärmflasche ■ Heißes Wasser oder Frauenmanteltee (dafür 1 gehäuften TL Kräuter mit 1 Tasse kochendem Wasser übergießen, zugedeckt 10 Minuten ziehen lassen, abseihen) ■ 1 Schüssel ■ 1 Innentuch (Geschirrtuch oder Mullwindel) ■ 1 Auswringtuch ■ 1 Zwischentuch (z. B. Geschirrtuch) ■ 1 Außentuch (z. B. Badetuch, Wolltuch)
Durchführung	■ Die Wärmflasche nach Anleitung mit heißem Wasser füllen. ■ Außentuch im Bett in Beckenhöhe ausbreiten. ■ Innentuch falten und zusammenrollen, in das Auswringtuch einwickeln und in einer Schüssel mit heißem Wasser tränken, gut auswringen. ■ Das Innentuch auf dem unteren Rücken abrollen, Zwischentuch darunterlegen und mit dem Außentuch fixieren. ■ Mit einer Wärmflasche zusätzlich wärmen.
Anwendungsdauer	Solange die Auflage als angenehm empfunden wird bzw. bis sie abkühlt.
Anwendungshäufigkeit	Bei Bedarf

Gegenanzeigen	■ Hitzeempfindlichkeit ■ Bedürfnis nach Kälte
Weitere Hinweise	Alternativ können Sie auch ein Kirschkernkissen nach Anleitung erwärmen und im unteren Rücken auflegen.

Achtung:
Wärme wirkt krampflösend, erweitert jedoch auch die Blutgefäße. Daher ist es sinnvoll, in den ersten Tagen der Periode die Wärmflasche nicht direkt auf den Unterbauch zu legen, um die Blutung nicht zu verstärken, sondern auf den unteren Rücken.

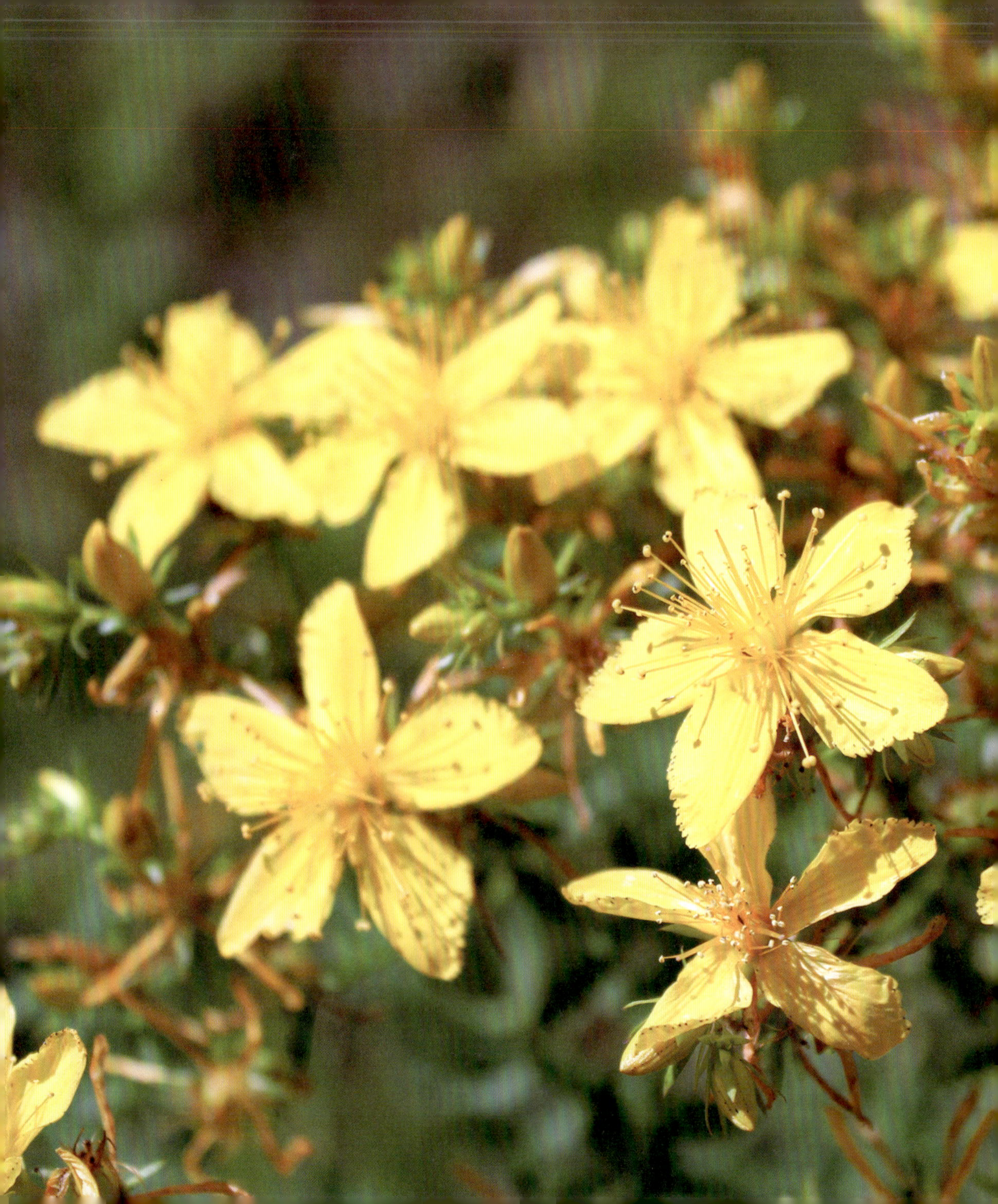

Nerven und Haut

Gürtelrose: Johanniskrautölkompresse

Johanniskrautöl wirkt schmerzlindernd und beruhigend auf die Nerven. Die Johanniskrautölkompresse kann daher auch bei Nervenschmerzen eingesetzt werden.

Material	■ Johanniskrautöl pur („Rotöl“) ■ 1 Innentuch (Geschirrtuch, Mullwindel oder Stofftaschentuch), das über den schmerzenden Bereich reicht ■ 1 Zwischentuch (möglich ist auch, eine breite Lage Baumwollwatte in ein Tuch einzuwickeln (wärmt!) ■ 1 Außentuch (Wolltuch, Badetuch, groß genug, um es um den Brustraum zu wickeln) ■ 2 Wärmflaschen ■ Fettdichtes Butterbrotpapier (dreimal so groß wie das Innentuch)
Durchführung	■ Wärmflaschen flach mit heißem Wasser füllen. ■ Innentuch auf das Butterbrotpapier legen und mit Johanniskrautöl beträufeln. ■ Das Butterbrotpapier um das Innentuch einschlagen, zusammen mit dem warmen Zwischentuch zwischen den Wärmflaschen anwärmen. ■ Derweil das Außentuch auf dem Bett ausbreiten und den Kranken dort lagern. ■ Die körperwarme (!) Ölkompresse ohne Butterbrotpapier mit der öligen Seite auf den betroffenen Bereich auflegen.

	■ Das angewärmte Zwischentuch darüberlegen. ■ Mit dem Außentuch oder Kleidung fixieren, nach Wunsch zusätzlich eine Wärmflasche auflegen. ■ Kranken gut zudecken, auf warme Füße achten.
Anwendungsdauer	Solange die Auflage als angenehm empfunden wird.
Anwendungshäufigkeit	1–3 x täglich nach Bedarf
Gegenanzeigen	Allergie gegen Johanniskraut
Weitere Hinweise	Bei einer Post-Zosterneuralgie sind auch Auflagen mit Capsaicin-Salbe sinnvoll. Vor einer Anwendung bitte den Arzt befragen!

Achtung:
Es kann sein, dass die Kompresse nach dem Anlegen immer noch als zu heiß empfunden wird. Dann sollte man sie abnehmen und etwas abkühlen lassen.

Ischiasschmerz und Hexenschuss: Johanniskrautölkompresse

Johanniskrautöl wirkt schmerzlindernd und beruhigend auf die Nerven.

Material	■ Johanniskrautöl pur („Rotöl“) ■ 1 Innentuch (Geschirrtuch, Mullwindel oder Stofftaschentuch), das über den schmerzenden Bereich reicht

Material	■ 1 Zwischentuch (eine breite Lage Baumwollwatte in ein Tuch eingewickelt) ■ 1 Außentuch (Wolltuch, Badetuch, das groß genug ist, um es um Bauch und Rücken zu wickeln) ■ 2 Wärmflaschen ■ Fettdichtes Butterbrotpapier (dreimal so groß wie das Innentuch)
Durchführung	■ Wärmflaschen flach mit heißem Wasser füllen. ■ Innentuch auf das Butterbrotpapier legen, mit Johanniskrautöl beträufeln. Das Butterbrotpapier um das Innentuch einschlagen und zusammen mit dem warmen Zwischentuch zwischen den Wärmflaschen anwärmen. ■ Derweil das Außentuch auf dem Bett ausbreiten und den Kranken dort lagern. ■ Körperwarme (!), nicht heiße Ölkompresse ohne Papier mit der öligen Seite auf den betroffenen Bereich auflegen, darüber das angewärmte Zwischentuch legen, mit Außentuch oder Kleidung fixieren. ■ Nach Wunsch zusätzlich eine Wärmflasche auflegen (nicht bei Kindern, hier eher warmes Kirschkernkissen). ■ Den Kranken gut zudecken, auf warme Füße achten.
Anwendungsdauer	Solange die Auflage als angenehm empfunden wird.

Anwendungshäufigkeit	1–3 x täglich
Gegenanzeigen	Allergie gegen Johanniskraut

Achtung:
Es kann sein, dass die Kompresse nach dem Anlegen immer noch als zu heiß empfunden wird. Dann sollte man sie abnehmen und etwas abkühlen lassen.

Akne und Hautunreinheiten: Heilerdeanwendung

Heilerde wirkt entgiftend durch die enthaltenen Mineralien und zudem stark adsorbierend. Sie wird nicht nur bei Akne eingesetzt, sondern auch bei Hautunreinheiten, Ekzemen, Insektenstichen oder Furunkeln.

Material	■ Luvos Heilerde äußerlich ■ 1 Schüssel ■ 1 Löffel oder Spatel ■ Wasser oder Kräutertee (z. B. Kamillentee bei Hautentzündungen) ■ Evtl. einige Tropfen Öl ■ Evtl. Mullkompresse oder Stofftuch ■ 1 Zwischentuch zum Fixieren
Durchführung	■ Je nach Größe des betroffenen Bereiches die Heilerde mit etwas Wasser oder abgekühltem Kräutertee (dafür 1 gestrichenen TL Kräuter mit 1 Tasse kochendem Wasser übergießen, zugedeckt 10 Minuten ziehen lassen, abseihen) zu einem streichfähigen Brei verrühren. Vorsicht: Meist nimmt man zu viel Flüssigkeit!

	■ Evtl. einige Tropfen Öl hinzufügen, da der Heilerdebrei sonst beim Trocknen die Haut austrocknet. ■ Den Brei direkt auf die Haut auftragen, im Gesicht ca. messerrückendick, an anderen Stellen auch dicker. Evtl. mit einem dünnen Tuch oder einer Mullkompresse abdecken. ■ Die Heilerde mit lauwarmem Wasser abwaschen. ■ Die Haut trockentupfen, eincremen.
Anwendungsdauer	Bis die Heilerde abgetrocknet ist und anfängt zu bröckeln; im Gesicht die Maske bei Spannungsgefühl evtl. früher abnehmen.
Anwendungshäufigkeit	■ Bei akuten Beschwerden 1 x täglich ■ Bei chronischen Beschwerden 2–3 x wöchentlich als Kur über einige Wochen
Gegenanzeigen	■ Offene Wunden

Achtung:
Beim Anrühren mit Kamillentee Allergien beachten!

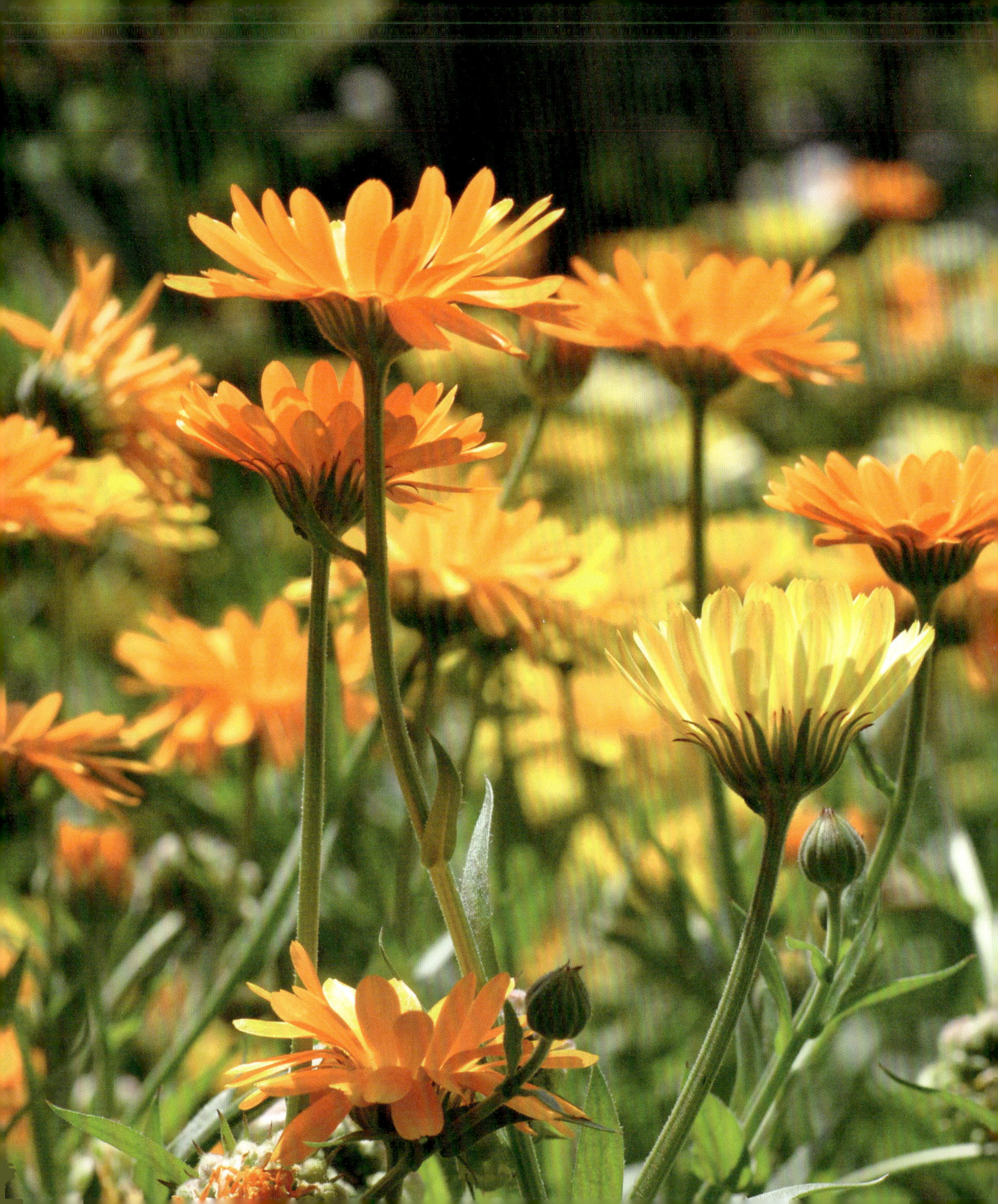

Erste Hilfe

Offene Wunden: Ringelblumensalbenpackung

Die Inhaltsstoffe der Ringelblume wirken entzündungsmindernd, fördern die Wundheilung und die Gewebeneubildung.

Ringelblumensalbe und Ringelblumentinktur sollten in jeder Hausapotheke vorhanden sein.

Material	▪ Ringelblumensalbe ▪ Sterile Kompresse ▪ Mullbinde
Durchführung	▪ Die Ringelblumensalbe messerrückendick auf die Kompresse aufstreichen. ▪ Die Kompresse auf die Wunde auflegen und vorsichtig mit der Mullbinde fixieren.
Anwendungsdauer	▪ Die Salbenpackung kann 24 Stunden liegen bleiben. ▪ Täglich erneuern.
Anwendungshäufigkeit	Bis Besserung eintritt.
Gegenanzeigen	Allergie gegen Ringelblume oder andere Korbblüter (z. B. Kamille, Arnika, Schafgarbe, Gänseblümchen)

Weitere Hinweise	■ Zum Auswaschen verschmutzter oberflächlicher Wunden kann verdünnte Ringelblumeninktur verwendet werden. Dafür 2 TL Ringelblumeninktur auf ½ Liter abgekochtes Wasser geben. ■ Die Tinktur kann auch zum Gurgeln bei kleineren Verletzungen und Entzündungen im Mundraum verwendet werden.

Achtung:
Die Ringelblumensalbenpackung dient als Erstmaßnahme bei leichten Verletzungen, z. B. bei offenen Verletzungen, oberflächlichen Wunden und Schürfwunden, außerdem bei verzögerter Wundheilung. Tiefere oder klaffende Wunden müssen in jedem Fall vom Arzt behandelt werden.
Auch bei leichten Schürfwunden kann es zu einer Infektion mit Wundstarrkrampf (Tetanus) kommen – Impfschutz beachten!

Prellungen, Verstauchungen, Blutergüsse: Arnikauflage

Die Inhaltsstoffe der Arnika wirken entzündungsmindernd und abschwellend, fördern die Wundheilung und bauen Blutergüsse ab. Arnika wird nur bei „stumpfen" Verletzungen eingesetzt, d. h. bei Prellungen, Zerrungen, Quetschungen oder Blutergüssen.

Material	■ Arniktinktur oder -essenz ■ 1 Innentuch (Geschirrtuch oder Mullwindel) ■ 1 Außentuch ■ 1 Schüssel mit abgekochtem Wasser

Durchführung	■ Auf ½ Liter Wasser 2 EL Arnikaessenz geben, das Innentuch darin tränken, leicht auswringen und auf den betroffenen Bereich legen. ■ Mit dem Außentuch abdecken und fixieren.
Anwendungsdauer	Solange das Innentuch feucht ist; Auflage erneuern, wenn sie trocken wird.
Anwendungshäufigkeit	Bis Besserung eintritt.
Gegenanzeigen	■ Allergie gegen Arnika und andere Korbblütler (z. B. Ringelblume, Sonnenblume, Gänseblümchen, Schafgarbe) ■ Offene Wunden, bei denen die oberste Hautschicht verletzt ist; für diese Wunden ist die Arnika zu scharf. Offene Wunden werden mit Ringelblumensalbe oder -essenz behandelt (siehe oben).
Weitere Hinweise	■ Die Auflage kann auch mit Arnikasalbe (10 %) durchgeführt werden, Anleitung wie bei Ringelblumensalbenpackung (siehe oben). ■ In der Apotheke gibt es fertige Arnika-Tücher für unterwegs.

Sonnenbrand: Kühlende Joghurt-, Buttermilch- oder Quarkauflage

Milchprodukte wie Quark, Joghurt oder Buttermilch entziehen Hitze und wirken entzündungshemmend, schmerzlindernd, kühlend und abschwellend.

Material	▪ Joghurt, Buttermilch oder Quark, möglichst aus dem Kühlschrank ▪ 1 dünnes Baumwolltuch
Durchführung	▪ Das Baumwolltuch mit Buttermilch oder Joghurt tränken bzw. Quark auftragen. ▪ Tuch vorsichtig auf den betroffenen Bereich auflegen. ▪ Wenn kein Tuch zur Hand ist, kann Buttermilch auch wie eine Körpermilch aufgetragen werden.
Anwendungsdauer	Maximal 20 Minuten, spätestens abnehmen, wenn die Auflage warm wird oder eintrocknet, dann durch eine neue, kühle Auflage ersetzen, um die Hitze aus dem betroffenen Bereich zu „ziehen“.
Anwendungshäufigkeit	Mehrmals täglich, bis die Beschwerden nachlassen.
Gegenanzeigen	▪ Allergie gegen Milcheiweiß ▪ Offene Wunden

Weitere Hinweise	Buttermilch, Joghurt und Quark stellen altbewährte Selbsthilfemaßnahmen bei Sonnenbrand dar. Alternativ können auch Essigumschläge oder Umschläge mit Heilerdebrei angelegt werden!

Hitzeschlag: Wadenwickel

Wadenwickel entziehen Wärme. Sie werden eingesetzt bei Fieber, Überhitzung und Hitzschlag.

Material	▪ 1 großes Badetuch ▪ 2 Geschirrtücher oder Mullwindeln ▪ 1 Schüssel mit 2 Litern Wasser, das ca. 2 °C unter der Körpertemperatur liegt (messen!) ▪ Wenn man sich gerade am Strand befindet, können zur Not auch 2 Frotteehandtücher oder T-Shirts genommen werden. Wichtig ist, dem Betroffenen schnell die Hitze zu „entziehen“.
Durchführung	▪ 2 Geschirrtücher (Handtücher, T-Shirts) mit kühlem Wasser tränken, gut auswringen, um die Waden legen. ▪ Nur kurz anliegen lassen (ca. 5–10 Minuten), so dass es zu einem Wärmeentzug, nicht aber zu einer reaktiven Wiedererwärmung des Körpers kommt. ▪ Tücher erneut in kühlem Wasser tränken, gut auswringen und anlegen.

Anwendungsdauer	Jeweils 5–10 Minuten
Anwendungshäufigkeit	Bis Besserung eintritt.
Gegenanzeigen	▪ Kalte Füße und kalte Beine ▪ Frösteln und Zittern ▪ Kreislaufinstabilität

Achtung:
Den Kranken beobachten. Dabeibleiben! Wenn die Beine kalt werden, Behandlung abbrechen! Zusätzlich kühles Tuch auf die Stirn legen. Arzt rufen, wenn es zu Zeichen eines Kreislaufschocks kommt.

Anhang

Übersichten - Literatur - Adressen

Die Grundregeln nach Kneipp

- Das Wichtigste ist das Wohlbefinden des Kranken.
- Nie Kälte auf kalter Haut!
- Auf ausreichende Wiedererwärmung achten!
- Keine Anwendungen nach dem Essen.
- Vor und nach den Anwendungen nicht rauchen.
- Die Reizstärke nach der körperlichen Verfassung wählen.
- Die Konstitution mitberücksichtigen.
- Kaltanwendungen in vorgeheizten Räumen durchführen.
- Vorsicht bei psychischen Erkrankungen!

Die Reizstärke verschiedener Anwendungen

Ganz bewusst haben wir viele Anwendungen mit starken Reizen in unserem Ratgeber nicht erwähnt: Dabei handelt es sich beispielsweise um lang liegende feuchte Dreiviertel- oder Ganzpackungen, Heiße Rolle, Einsatz von Eis u. Ä. Einige Beispiele von Anwendungen aus diesem Ratgeber und ihren Reizstärken gibt die folgende Tabelle:

Anwendung	Schwache Reize	Mittelstarke Reize	Starke Reize
Nur mit Wasser	Kühle Stirnauflage	■ Kühle Nacken-kompresse ■ Kühler Halswickel ■ Feucht-warmer Halswickel	
Mit Zusätzen		■ Zitronenwickel ■ Zwiebelsäckchen ■ Thymianwickel ■ Kamillenauflage ■ Quarkauflage ■ Kohlauflage ■ Retterspitzauflage	■ Kartoffel-auflage ■ Senfmehl-auflage
Gibt es ein Risiko?	Kein Risiko	Kein Risiko im Hinblick auf die Reizstärke, da Temperatur mäßig und Flächen klein sind. Bei Zusätzen muss jedoch stets auf Unverträglichkeiten oder Allergien geachtet werden!	Erhöhtes Risiko, da Einsatz von Kälte oder Hitze an größeren Körperflächen sowie Einsatz hautreizender Substanzen.

Wirkung von Wärme und Kälte

	Wärme	Kälte (nur kurze Awendungsdauer bis 10 Minuten)
Haut	▪ Hautdurchblutung steigt. ▪ Schweißproduktion steigt.	▪ Hautdurchblutung sinkt. ▪ Schweißproduktion sinkt.
Herz	▪ Herzschlag steigt. ▪ Herztätigkeit steigt.	▪ Herzschlag sinkt. ▪ Herztätigkeit sinkt.
Blutgefäße	Die Blutgefäße erweitern sich.	Die Blutgefäße ziehen sich zusammen.
Blutdruck	Blutdruck sinkt.	Blutdruck steigt.
Stoffwechsel	Stoffwechsel in der erwärmten Region steigt.	Stoffwechsel im Körperkern wird ebenfalls angeregt.
Muskeln	Muskelspannung lässt nach.	▪ Muskeldurchblutung steigt. ▪ Muskelspannung, auch der Muskeln um die Blutgefäße, steigt.
Nervensystem	Es kommt bei längerer Wärme zu einem Absinken der Erregbarkeit der Nervenzellen. Wärme entspannt und wirkt schlaffördernd.	▪ Bei kurzer Kälteanwendung kommt es zu einer gesteigerten Erregbarkeit der Nerven. Bei längerer Kälteanwendung nimmt die Erregbarkeit ab. ▪ Die Funktion der Nebennieren (hier werden „Stresshormone" produziert, die zu mehr Leistungsfähigkeit führen) wird durch Kälte angeregt. Deshalb macht Kälte wach und erfrischt. ▪ Kälte wirkt schmerzlindernd und entzündungshemmend.

Allgemeine Wirkung	Es kommt zu einer passiven Wärmezufuhr von außen, der Körper selber wird nicht aktiv.	Bei guter Reaktionslage und längerer Anwendungsdauer kommt es zu einer aktiven Wiedererwärmung und Entspannung. Der Körper erwärmt sich aus eigener Kraft. Dies setzt jedoch voraus, dass er dazu in der Lage ist bzw. darin trainiert wird: die viel beschriebene „Abhärtung“. Besonders wirkungsvoll ist sie, wenn Wärme- und Kältereize sich abwechseln.

Bezugsadressen

WACHSWERK Dirk Otto e. K.
Schuirweg 85, 45133 Essen
www.wachswerk.de
E-Mail: info@wachswerk.de

Den Zappsack® erhalten Sie bei
Laden für Gesundheit
Ellen Wittke
Lerchenstraße 17, 45134 Essen
www.zappsack.de
www.laden-fuer-gesundheit.de
E-Mail: info@laden-fuer-gesundheit.de

Retterspitz®, Heilerde und die anderen genannten Materialien erhalten Sie in Apotheken und ausgewählten Drogeriemärkten.

Literatur und Quellen

Robert M. Bachmann, German M. Schleinkofer: Natürlich gesund mit Kneipp. Stuttgart: Trias 2003

Sandra Bachmann, Alfred Längler: Hausmittel in der modernen Medizin. München: Urban und Fischer 2005

Gustav Dobos: Die Kräfte der Selbstheilung aktivieren. München: ZS 2008

Thomas Hoek, Dagmar Suda: Sichere Hausmittel für das kranke Kind. Berlin, Heidelberg: Springer 1998

Lisa Kowalski: Wickel & Co. Wickelkompendium. 9. Auflage 2009

Annegret Sonn, Brigitte Best, Ute Baumgärtner: Wickel und Auflagen. 2. Auflage. Stuttgart: Thieme 2004

Maya Thüler: Wohltuende Wickel. Wickel und Kompressen in der Kranken- und Gesundheitspflege. 8. durchgesehene Ausgabe. Eigenverlag 1998

Außerdem haben wir die „Arbeitsmaterialien zum Seminar Naturheilkunde“, Institut für Sozialmedizin, Epidemiologie und Gesundheitsökonomie (Charité Berlin 2008) und Unterlagen der Klinik für Naturheilkunde und Integrative Medizin, Essen, verwendet.

Die Autorinnen

Dr. Annette Kerckhoff, BSc Komplementärmedizin und European Master of Health Promotion ist seit fast drei Jahrzehnten auf die laienverständliche Vermittlung von Gesundheitswissen und Selbsthilfemaßnahmen spezialisiert. Sie hat zahlreiche Ratgeber und Patienteninformationen geschrieben und über die Pionierinnen der Naturheilkunde geforscht. An der DHGS (Deutsche Hochschule für Gesundheit und Sport) baut sie den Studiengang Medizinpädagogik auf.

Inga Knaub ist Krankenschwester und Fachfrau für Wickel-Anwendungen. Sie arbeitet im Berliner Immanuel Krankenhaus in der Abteilung für Naturheilkunde. Mit naturheilkundlichen Maßnahmen ist sie schon als Kind, z. B. in Form von Schröpfgläsern und Senfmehlauflagen, in Berührung gekommen. Inga Knaub hat 2012/ 2013 eine sechsmonatige Weiterbildung bei Linum e. V. zur Fachkraft für Wickel und Auflagen absolviert.

Natur und Medizin e.V. – Eine starke Gemeinschaft

Ob Pflanzenheilkunde, Homöopathie oder Blutegeltherapie – die Komplementärmedizin ist sehr vielseitig. Antworten darauf, welche Therapieverfahren bei welchen Krankheiten helfen, gibt Natur und Medizin e.V. Der Verein und seine Mitglieder unterstützen die Carstens-Stiftung in ihrem Auftrag, die Naturheilkunde und Homöopathie wissenschaftlich zu erforschen. Das Ziel ist eine Integrative Medizin, in der moderne Erkenntnisse und traditionelles Wissen, Hochschulmedizin und Naturheilkunde keine Gegensätze, sondern gleichberechtige Akteure sind.

Der Auftrag von Natur und Medizin e.V. ist es, die Bevölkerung fundiert über Nutzen und Anwendung von Naturheilkunde und Homöopathie zu informieren, so dass immer mehr Menschen davon profitieren können. Die Mitgliederzeitschrift Natur und Medizin bietet neben aktuellen Berichten zur Komplementärmedizin auch eine Vielzahl praktischer Selbsthilfetipps. Ein exklusives Ratgeberangebot nur für Mitglieder und Bücher aus dem eigenen Verlag liefern ausführliche Informationen zu bestimmten Krankheiten und deren Therapiemöglichkeiten.

Helfen Sie mit, Naturheilkunde und Homöopathie zu fördern und zu erhalten! Natur und Medizin ist auf Ihre Unterstützung angewiesen: Mit Ihren Mitgliedsbeiträgen, Buchkäufen und Spenden finanziert Natur und Medizin wichtige Forschungsprojekte, bezieht Stellung und berät Patienten unabhängig.

Werden Sie Mitglied, spenden Sie für die Komplementärmedizin, empfehlen Sie uns weiter!

Weitere Bücher aus der Reihe Naturheilkunde für zuhause

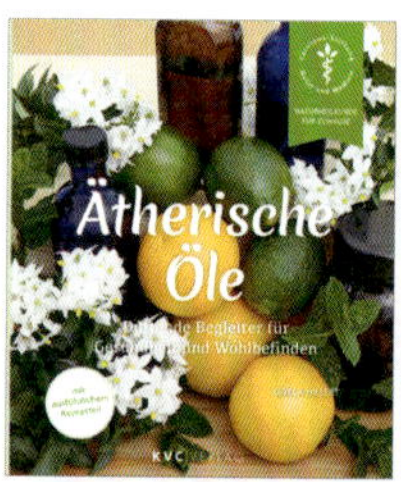

Ätherische Öle – Duftende Begleiter für Gesundheit und Wohlbefinden
Gisela Hillert
219 Seiten, 2018
ISBN 978-3-945150-93-1 // 14,90 EUR

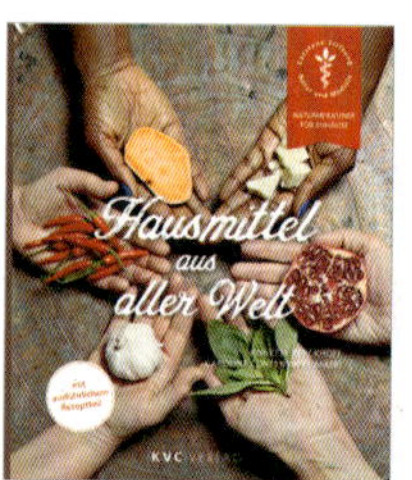

Hausmittel aus aller Welt
Annette Kerckhoff, Caroline ContentinEl Masri
178 Seiten, 3. Aufl. 2020
ISBN 978-3-96562-010-0 // 14,90 EUR

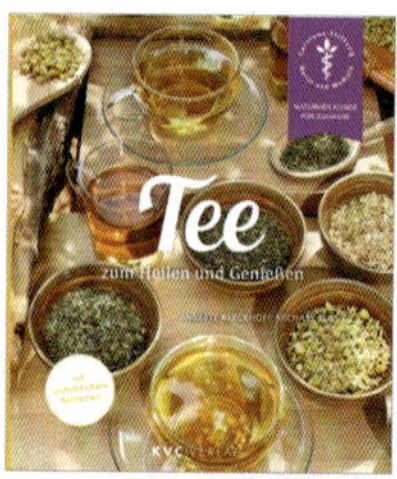

Tee zum Heilen und Genießen
Annette Kerckhoff, Michael Elies
182 Seiten, 2. Aufl. 2018
ISBN 978-3-945150-88-7 // 14,90 EUR

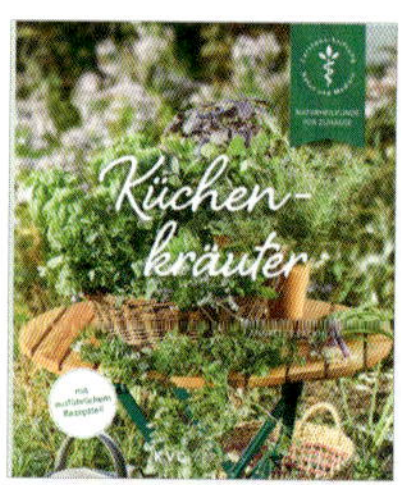

Küchenkräuter
Markusine Guthjahr, Annette Kerckhoff
163 Seiten, 2020
ISBN 978-3-96562-012-4 // 14,90 EUR